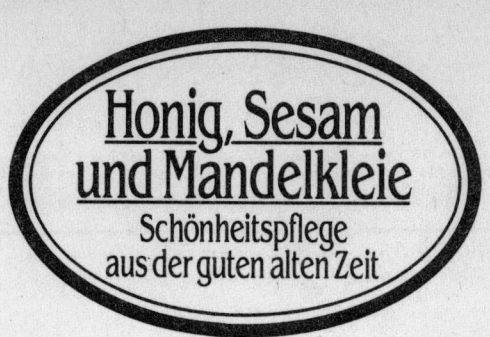

Honig, Sesam und Mandelkleie

Schönheitspflege aus der guten alten Zeit

Neff

4. Auflage

Neff ist ein Imprint der
Verlagsunion Erich Pabel-Arthur Moewig KG, Rastatt
© 1991 by Monika Pilsl, Lustenau, Austria
und Verlagsunion Erich Pabel-Arthur Moewig KG, Rastatt
Alle Rechte vorbehalten
Umschlagentwurf und -gestaltung: Werbeagentur Zeuner, Ettlingen
Printed in Germany 1995
Druck und Bindung: Elsnerdruck, Berlin
ISBN 3-8118-5780-0

Inhalt

Vorwort

Erfahrungen, Ratschläge und Tips zur Selbsthilfe, die über Generationen gesammelt und überliefert worden sind, ergeben eine Fundgrube, die in keinem Haushalt fehlen sollte. SCHÖNHEITSPFLEGE AUS DER GUTEN ALTEN ZEIT ist ein solcher wahrer Hausschatz von Erfahrungen, die Großmütter in den letzten 100 Jahren an ihre Kinder und Enkelkinder weitergegeben haben.

Auf die meisten dieser Ratschläge kam man einst durch Zufall oder Ausprobieren; und dann wurde das Gelernte an die nächste Generation weitergereicht. Manches war seitdem verschollen, wurde vergessen oder nicht mehr als „zeitgemäß" genug empfunden. Aber gerade in unserer heutigen Zeit beginnt man sich wieder dieser altbewährten, einfachen und umweltfreundlichen Problemlösungen zu besinnen. Nicht alles läßt sich in jedem Haushalt verwirklichen; deshalb bietet dieser praktische Ratgeber für diverse tägliche Probleme verschiedene Lösungen an. Manche Ratschläge gehen um Generationen zurück, andere stammen aus neuester Zeit von „modernen" Großmüttern.

Schönheitsheitspflege in der guten alten Zeit half vielen Großmüttern, die vorhandene Schönheit zu unterstreichen und zu bewahren. Mit einfachen und natürlichen Mitteln ist die Schönheitspflege gesünder und preiswerter und dennoch sichtbar erfolgreich. Mit Hilfe der Tips in diesem Buch ist es einfach, chemische Kosmetikprodukte durch Substanzen aus der Natur zu ersetzen und mit kleinen Mitteln großartige Wirkungen zu erzielen. Nicht zu vergessen bei natürlicher Kosmetik: die Schönheitspflege von innen durch gesunden Schlaf, ausgeglichenes Wesen und richtige Ernährung.

Großmutters Ratschläge für die Haut

☞ *So stellen Sie Ihren Hauttyp fest:* Sind Sie sich sicher, ob Sie trockene oder fette Haut haben? Vermischen Sie den Saft von einer Zitrone, eine halbe Tasse destilliertes Wasser, einen Teelöffel Olivenöl und drei Eiswürfel. Lassen Sie das Ganze stehen, bis die Würfel geschmolzen sind, tragen es dann auf das sorgfältig gereinigte Gesicht auf und warten drei Stunden. Befeuchten Sie einen Wattebausch und reiben vorsichtig über die Stirn. Gehen Sie mit einem zweiten Wattebausch über die Nase und mit einem dritten über das Kinn. Bleiben alle drei Wattestücke sauber, so ist die Haut trocken. Werden sie dunkel, ist sie fettig. Sind sie nur leicht beschmutzt, haben Sie eine Mischhaut.

☞ *Die trockene, zarte Haut* braucht folgende Pflege: Tragen Sie eine Creme aus Quark und geschlagener Sahne auf. Danach das Gesicht mit einem Tuch, das in Kamillentee getränkt wurde, abdecken. Auch eine Mayonnaisemaske aus jeweils einem Teelöffel Weizenkeimöl und süßer Sahne, mit einem Eidotter verquirlt, ist wirkungsvoll. Hier wird zum Abschluß das Gesicht mit Wasser, dem ein Schuß Zitronensaft zugesetzt wurde, gewaschen.

☞ *Die reife Haut,* die matt und schlecht durchblutet ist, kann man mit einer Mischung aus Eidotter und einem Teelöffel Mandelöl pflegen. Pinseln Sie die „Mayonnaise" auf die Haut und decken Sie diese mit einem in warmem Kamillentee getränktem (aber ausgewrungenem) Mulltuch oder Watte ab.

☞ *Bei unreiner und grobporiger Haut* hilft ein warmes Müsli. Man nimmt frisch geschroteten Leinsamen und rührt ihn mit zwei Teilen heißem Wasser zu einem Brei. Kurz quellen lassen und auf die Haut streichen. Unbedingt mit einem feuchten (in Kräutertee getränkten) Mulltuch abdecken, damit der Brei nicht antrocknet. Nach 15 Minuten wird alles mit dem Mulltuch abgenommen und die Haut mit viel lauwarmem Wasser gebadet.

☞ *Gegen fettige Haut* hilft eine Sauerkrautmaske. 100 Gramm rohes Sauerkraut auf Gesicht und Hals verteilen. Das wirkt erfrischend und entzündungshemmend.

☞ *Eine Hefemaske* hilft ebenfalls gegen fettige Haut.
Zehn Gramm Bäckerhefe in lauwarmer Milch zu einem dicken Brei anrühren.
Auf alle unreinen Hautstellen auftragen und trocknen lassen.
Nur abends verwenden, da Rötungen entstehen können.

☞ *Gegen fettige Haut* wirkt eine Sauermilchmaske.
Einen Eßlöffel dicke, saure Milch, einen halben Teelöffel Öl und einen Teelöffel Hafermehl anrühren und auftragen. Das wirkt entzündungshemmend.

☞ *Auffallend weiche und schöne Haut* erzielen Sie, wenn Sie sich täglich einige Male mit einer Lösung von je einem Eßlöffel Glyzerin, Honig und Zitronensaft in einem Liter warmem Wasser waschen. Dies ist ein wirkliches Universalmittel.

☞ Eine schöne Gesichtsfarbe erhält man, wenn man das Gesicht öfter mit destilliertem Melisse-Wasser wäscht. Durch Spülen mit kühlem Wasser, dem man einige Tropfen Benzoetinktur zufügt, wird die Wirkung erhöht.

☞ Trockene Haut darf man nicht pudern. Man verwende lieber eine gute Mattcreme.

☞ Harte Haut weicht man in heißen, mit wenig Pottasche versehenen Bädern auf und reibt sie mit gutem Hautöl ein.

☞ Bei spröder, rissiger Haut helfen Waschungen mit Honigwasser, ein bis zwei Eßlöffel auf einen Liter Wasser.

☞ Ein Aufguß von Bohnenkraut mit Thymian und Malve, morgens und abends getrunken, gibt der empfindlichen und ausgetrockneten Haut wieder ihre Frische zurück. Ein Aufguß von Bohnenkraut, kalt auf die Haut gesprüht, erhöht deren Spannkraft. Als lauwarme Kompresse entspannt Bohnenkraut die durch Müdigkeit verkrampften Gesichtszüge.

☞ Großporigen Teint wasche man mit heißer Milch.

☞ Bei *spröder Haut* setzt man dem Waschwasser etwas Milch zu.

☞ Bei *trockener Haut* trage man eine Maske aus einem Eidotter, einem Teelöffel Olivenöl und einigen Tropfen Zitronensaft auf und lasse sie zehn Minuten einwirken.

☞ Bei *großporiger Haut* reibe man das Gesicht nach dem Waschen ab und zu mit Zitronensaft ab.

☞ Bei *rauher Haut* die betroffenen Hautpartien mit Buttermilch und anschließend mit Hirschtalg einreiben. Nach wenigen Wochen ist die Haut wieder glatt und geschmeidig.

☞ *Großporige Haut* bekämpft man mit lindem *Kampferspirituswasser*.

☞ Bei großporiger Haut *Heilerde* mit Karottensaft zu Salbe verrühren, mit den Fingerspitzen übers Gesicht verteilen und eine Stunde darauf liegen lassen.

☞ *Trockene Haut* wird durch Waschen mit Seife oft schmerzhaft spannend. Man nimmt mit großem Erfolg statt Seife *Mandelkleie*.

☞ Bei *empfindlicher Haut* ist eine Quarkmaske wohltuend. Drei Eßlöffel Weißkäse mit einem Eßlöffel Bienenhonig cremig rühren und auftragen. Nach 20 Minuten mit einem Wattebausch, der in Milch getaucht wurde, abwaschen.

☞ Empfindlicher Haut tut eine Schweineschmalzmaske gut. Frisch ausgelassenes Schweineschmalz (es muß noch warm sein) trage man auf die Haut auf, lasse es 20 Minuten einwirken und wasche es dann ab. Rauhe Hände über Nacht damit einschmieren und Baumwollhandschuhe überziehen.

☞ Zwei Eßlöffel L e i n s a m e n mit zwei Tassen Wasser zu Brei kochen und möglichst heiß als Maske auf das Gesicht auftragen. Nach 20 Minuten Einwirkzeit wird die Maske abgewaschen. Sie wirkt bei trockener Haut.

☞ Frauen mit trockener Haut tragen S a u e r t e i g als Maske etwa einen Zentimeter dick auf. Nach 20 Minuten wieder abwaschen.

☞ A u s t r o c k n e n der Haut verhindert man, indem man bei Tag und Nacht immer eine Nährcreme aufträgt. Eine Nachtcreme sollte fetthaltiger sein als eine Tagescreme.

☞ Gegen fettige Haut hilft G u r k e n w a s s e r, das leicht herzustellen ist. Fruchtfleisch und Kerne einer Gurke in eine Flasche füllen und mit 90-prozentigem Alkohol übergießen. Auf einen Teil Gurkenfleisch nimmt man drei Teile Alkohol. Nach drei Wochen wird die Flüssigkeit durch ein Sieb abgegossen und als Gesichtswasser verwendet.

☞ Bei trockener Haut, Mitessern, brüchigen Nägeln und Haaren fehlt dem Körper das wichtige Vitamin A. Also reiben Sie zwei große Möhren und lassen Sie sie über Nacht mit drei Eßlöffeln Milch verrührt stehen. Am Morgen pressen Sie den Saft durch ein Tuch und reiben das Gesicht vor dem Eincremen damit ein. Abends sollten Sie nach der Vitaminbehandlung keine Creme mehr verwenden.

☞ Bei fettglänzender Haut helfen heiße Waschungen, heiße Kompressen, Gesichtsdampfbäder. Tagsüber zur Entfernung des Fettes das Gesicht ein paarmal leicht überpudern.

☞ Bei fettiger Haut rohes Sauerkraut auf das Gesicht legen. Nach 15 Minuten zuerst das Gesicht lauwarm, dann kalt abwaschen.

☞ Bei unreiner und fettiger Haut kommt folgende Maske gut an: Einen Eßlöffel Trockenhefe und einen Eßlöffel rote Heilerde mit einigen Tropfen Zitronensaft und so viel destilliertem Wasser verrühren, daß es eine cremige Mischung ergibt. Auf das gereinigte Gesicht auftragen. Nach zehn Minuten gründlich mit lauwarmem Wasser abwaschen. Man sollte diese Maske ein- bis zweimal in der Woche anwenden, weil sie die Poren von Talg und Schmutz befreit.

☞ Maske bei fettiger Haut: Man reibe einen sauren Apfel und verrühre die Maske mit einem Teelöffel Honig. Dann trage man die Mischung im Liegen auf das gereinigte Gesicht auf. Man sollte sie ungefähr 20 bis 30 Minuten einwirken lassen. Nach dieser Zeit die Maske mit einem Papiertuch abwischen und das Gesicht mit ganz viel Wasser nachwaschen.

☞ Bei trockener Haut eine Quark-Maske mit Avocado anwenden. Eine halbe Avocado pürieren und mit einem Teelöffel Zitronensaft und einem Eßlöffel Magerquark verrühren. Dann so viel Buttermilch dazurühren, daß es einen glatten, dicken Brei ergibt. Den trägt man am besten im Liegen auf das gereinigte Gesicht auf. Nach zehn Minuten mit Watte abnehmen und die Haut mit lauwarmem Wasser gründlich abspülen.

☞ Wenn die Haut zu einer leichten Irritation neigt, kann man das mit einer Honigmaske lindern. Man sollte diese Maske ein- bis zweimal pro Woche auftragen. Dazu lege man sich gemütlich hin und trage auf das gereinigte Gesicht einen Eßlöffel flüssigen Honig mit einigen Tropfen Zitronensaft auf. Dabei muß man etwas aufpassen, weil der Honig kleckern könnte. Aber die Mühe lohnt sich, weil sich die Haut wunderbar glatt und weich anfühlt, wenn man nach etwa 20 Minuten den Honig mit viel Wasser abgewaschen hat. Bei extrem trockener Haut muß man nachcremen.

☞ Zweimal in der Woche sollte man sich Zeit nehmen und sich mit folgender Maske auf dem Gesicht ein Viertelstündchen auf das Sofa legen. Man zerdrücke fünf Erdbeeren mit einer Gabel und verrühre sie mit einem Schuß Sahne. Auf das Gesicht auftragen. Nach 10 bis 15 Minuten läßt sich die Maske gut abspülen. Man braucht nicht mal nachzucremen. Die Maske eignet sich für trockene und empfindliche Haut.

☞ Hautcreme mit Früchten hat eine besondere Wirkung: Eine halbe Aprikose, zerdrückt und unter die Hautcreme verrührt, wirkt belebend und glättend auf die Haut. Weiches Avocadofleisch macht die Haut glatt, weich und samtig. Zwei bis drei Erdbeeren, zerdrückt und mit etwas Creme gemischt, wirken kühlend und beruhigend.

☞ Bei Haut mit Neigung zu Unreinheiten und verstopften Poren einmal pro Woche folgende selbstgemachte Maske auftragen: fünf Eßlöffel Weizenvollkornmehl, drei Eßlöffel lauwarme Milch und einen Eßlöffel Bienenhonig. Daraus einen glatten Brei rühren, den man aufs Gesicht aufträgt. Dieser Brei trocknet etwas an. Nach 20 Minuten abrubbeln und mit Wasser nachspülen. Die Haut wird danach klarer.

☞ Eine Hefemaske hilft, regelmäßig angewandt, bei Hautunreinheiten. Einen Würfel Backhefe zerbröckeln, mit etwas lauwarmer Milch streichfähig anrühren und auf das Gesicht auftragen. Sobald die Masse auf dem Gesicht erstarrt ist, reibe man sie mit den Fingerspitzen ab und wasche anschließend das Gesicht.

☞ *Die Mais- oder Hafermehlmaske* wendet man bei fettiger Haut an. Man mische zwei Eßlöffel Hafer- oder Maismehl mit einem Eiweiß und schlage die Mischung mit einem Schneebesen. Nach 15 bis 20 Minuten reibe man das Gesicht mit einem Tuch ab und wasche sich sodann.

☞ *Bananenpackung* für trockene, empfindliche Haut: Zwei bis drei Bananen mit einer Gabel zerdrücken und mit einem Eßlöffel Sahne verrühren. Die Masse auf das Gesicht auftragen und ca. 15 Minuten einwirken lassen. Diese Maske nährt, glättet und belebt die Haut.

☞ *Gegen fettige Haut* wird eine Maske aus Äpfeln, Orangen und Zitronen verwendet.

☞ *Eine Rahmmaske* wirkt bei trockener Haut: Ein Eigelb mit etwas süßer Sahne verrühren und auftragen. Nach zehn Minuten wieder abwaschen.

☞ *Die Haut wird klar und weich,* wenn man das Gesicht mit *Schafgarbentee* wäscht.

☞ *Die Haut bleibt geschmeidig,* wenn man sie regelmäßig nach dem Waschen mit ein paar Tropfen *Olivenöl* einreibt.

☞ *Ein Wasser zur Hautpflege* kann nach folgendem Rezept selbst hergestellt werden: Man mische zu gleichen Teilen Zitronensaft, Rosenwasser und Glyzerin.

☞ *Einen schönen Teint erhält man, wenn man sich täglich mit s c h w a r z e m T e e abreibt.*

☞ *Ein f r i s c h e s A u s s e h e n erhält man, wenn man sich morgens das Gesicht mit einem Eiswürfel aus Zitronensaft und Mineralwasser abtupft.*

☞ *Einen r o s i g e n T e i n t erhält man wie folgt: Eigelb, Honig und Mandelmehl verrühren und damit die Haut einpinseln. 45 Minuten ziehen lassen, dann warm waschen.*

☞ *Bei b l a s s e m A u s s e h e n reibt man mit der glatten Fläche des Bimssteines die angefeuchtete Haut sanft ab, danach leicht eincremen.*

☞ *Einen frischen Teint sowie reine Haut erhalten Sie, wenn Sie 2 Eßlöffel J o g h u r t auf das gereinigte Gesicht auftragen und nach einer Viertelstunde mit lauwarmem Wasser abspülen.*

☞ *Einen reinen, weißen Teint bekommen Sie, wenn Sie bittere F r ü h l i n g s k r e s s e in Flußwasser kochen und sich zur Frühlingszeit abends damit waschen. Untertags viel in der Luft bewegen.*

☞ *Das Innere einer M e l o n e n s c h a l e tut der Haut gut, wenn sie damit eingerieben wird. Sie wird davon zart und rosig.*

☞ Schöne Haut erhält man durch Badewasser, dem ein Liter erwärmte M i l c h mit H o n i g zugesetzt wurde.

☞ Während der Zeiten, in denen im Haus geheizt werden muß, wird die Haut durch die T e m p e r a t u r u n - t e r s c h i e d e draußen und drinnen stark beansprucht. Es können sich leicht rote Flecken, Pusteln und Hautschuppen einstellen. Dieses Problem läßt sich durch Eincremen mit stark fetthaltiger Creme (noch besser Vaseline) vorbeugen.

☞ Überanstrengte und müde Haut freut sich über eine H a f e r f l o c k e n m a s k e. Hierfür drei Eßlöffel Haferflocken, drei Eßlöffel Milch und den Saft einer halben Zitrone zu einem dicken Brei verrühren. Diesen Brei auf Gesicht und Augenlider auftragen. Nach dem Antrocknen, was etwa 15 Minuten dauert, die Maske mit lauwarmem Wasser entfernen und die Haut bei aufgeblasenen Backen ganz leicht mit den Fingerspitzen klopfen, bis sie vollständig durchblutet ist.

☞ Schön weich wird die Haut mit dieser M a s k e: Einen halben Teelöffel Avocado-Öl (Apotheke), ein Eigelb und einige Spritzer Zitronensaft verrühren und ein steifgeschlagenes Eiweiß darunterziehen. Dann wird die Maske auf das gereinigte Gesicht aufgetragen und nach etwa 20 Minuten gründlich abgewaschen. Hinterher Gesicht eincremen.

☞ Um die H a u t nach einem anstrengenden Tag zu e r f r i s c h e n, folgende Maske auftragen: Man verrührt einen Eßlöffel Kamillenblüten und einen gehäuften Eßlöffel Hafermehl mit so viel flüssigem Honig, daß eine cremige Masse entsteht. Die trage man auf das gereinigte Gesicht auf. Nach ungefähr 20 Minuten wird die Maske mit lauwarmem Wasser abgespült.

☞ Einmal pro Woche sollte man mit einer Reinigungsmaske den Teint klären. Dafür mische man 25 Gramm gemahlene Sonnenblumenkerne mit einem Eßlöffel heißem Wasser, einem Teelöffel Honig und zwei Eßlöffeln Pflanzenöl. Die Masse auf dem Gesicht trocknen lassen. Dann abrubbeln und mit warmem Wasser nachwaschen.

☞ Eine Apfelmaske bewirkt schöne Haut. Zwei Äpfel fein reiben, mit ein paar Spritzern Zitronensaft vermischen und auf das Gesicht auftragen. Nach etwa sieben Minuten lauwarm abwaschen.

☞ Eine Hautcreme läßt sich aus fünf Gramm Bienenwachs, zehn Gramm wasserfreiem Wollwachs, 40 Gramm Lavendelöl selbst herstellen. Schmelzen Sie im Wasserbad bei 60 Grad Celsius beide Wachssorten zusammen, und fügen Sie das Mandelöl hinzu. Nehmen Sie den Topf vom Herd. Das Rosenwasser wird ebenfalls auf 60 Grad erhitzt und in die Masse gegossen. Rühren Sie so lange, bis alles handwarm ist. Schließlich wird das Lavendelöl eingeträufelt und untergemischt. Wenn die Maske erkaltet ist, wird sie in ein Töpfchen abgefüllt.

☞ *Eine Karottenmaske* hilft gegen trockene Haut. *Ein wenig Karottensaft mit einem halben Eigelb und zwei Tropfen Öl vermischen, einreiben und dann kurze Zeit einwirken lassen.*

☞ *Nahrung* für die Haut bietet folgende Maske: Ein *Eidotter wird mit einem Teelöffel Honig und ein paar Tropfen reinem Pflanzenöl verrührt. Der Brei wird auf das gereinigte Gesicht aufgetragen und nach einer Viertelstunde mit lauwarmem Wasser abgewaschen.*

☞ *Glatte Haut* erhält man, wenn man sie mit rohen *Kartoffelstücken abreibt.*

☞ *Besonders schöne, glatte und weiche Haut erhält man, wenn man nach dem Bad oder der Dusche ein Peeling aus süßer Sahne und Jodsalz (als Brei angerührt) macht. Danach die Haut gut und lange duschen.*

☞ *Gegen müde Haut* hilft folgende Maske: Ein fri- *sches Eigelb mit Mandelöl mischen und ca. 20 Minuten einwirken lassen, dann mit warmem Wasser abnehmen.*

☞ *Kampfer* glättet die Haut. *Weichen Sie eine Handvoll Kampferblätter in einer Tasse kochendem Wasser ein. Zehn Minuten ziehen lassen, die Blätter herausnehmen, pürieren und das Kampfermus auf das Gesicht streichen. Nicht in die Augen bringen. 20 Minuten einziehen lassen, dann mit lauwarmem Wasser abspülen.*

☞ *Gegen Falten im Gesicht* halte man täglich mindestens einmal das Gesicht nahe über eine Schüssel mit kochendem Wasser.

☞ *Eine Honigmaske hilft gegen Runzeln und Fältchen.* Man mischt einen Teelöffel Bienenhonig mit Eiweiß und ca. 50 Gramm Gerstenmehl. Das Eiweiß muß zu Schnee geschlagen sein. Dick auftragen und ca. 20 Minuten einwirken lassen, dann warm abwaschen.

☞ *Hautcreme für alternde Haut:* Zehn Gramm Bienenwachs schmelzen und drei Eßlöffel Bienenhonig zügig unterrühren. Die Creme bewirkt, nach dem Erkalten regelmäßig angewendet, die Durchblutung der Haut und macht sie samtweich und zart.

☞ *Krähenfüße* werden beseitigt durch eine Kompresse aus rohen geriebenen Kartoffeln, die regelmäßig eine Viertelstunde lang auf das geschlossene Auge gedrückt wird.

☞ *Gegen Falten und Runzeln im Gesicht* massiere man die Gesichtshaut abends nach dem Waschen leicht durch.

☞ *Alle Falten und Runzeln* bügeln aus: Zwiebelsaft, Lilienöl, Eigelb, Honig.

☞ *Welke Haut* wird rasch wieder straff und frisch durch Wechselwaschungen. Erst einige Minuten so heiß *wie möglich, dann kurz kalt. Mehrmals wiederholen! Auch Abreiben mit einem Stück Eis oder Schnee hilft sofort.*

☞ *Für straffere Haut einen Tee aus Brennesseln bereiten und das Gesicht damit einreiben.*

☞ *Falten beugt man vor, wenn man sich täglich mehrfach das Gesicht mit kaltem Wasser wäscht.*

☞ *Eine Gesichtsmake aus leicht geschlagenem Eiweiß macht eine müde Gesichtshaut im Nu wieder straff. Man soll diese Maske ca. 20 Minuten einwirken lassen und sich dabei entspannt hinlegen.*

☞ *Gegen Falten im Gesicht hilft folgendes Mittel: Man kocht die grünen Zapfen der Edeltanne und wäscht mit diesem Wasser, das vorher durch ein Leinentuch gedrückt wird, vor dem Schlafengehen das Gesicht.*

☞ *Die Haut wird straffer, wenn man sich einmal am Tag mit Buttermilch wäscht. Auch kleine Fältchen verschwinden dabei.*

☞ *Faltige und schlaffe Haut braucht eine Maske aus einem Eigelb, einem Teelöffel Olivenöl, einigen Tropfen Zitronensaft und einer Messerspitze Mandelkleie. Die Maske 15 Minuten auf Gesicht und Hals einwirken lassen, dann mit lauwarmem Wasser vorsichtig abwaschen.*

☞ *Bei kleinen Fältchen hilft folgende Maske: Ein halbes Eiweiß mit ein paar Tropfen Zitronensaft leicht schlagen und auf Gesicht und Hals auftragen. Besonders die Fältchen um die Augen werden mit der Masse bestrichen. Man ruhe zehn Minuten in Rückenlage, wasche dann die gespannte Haut kalt ab und creme sie ein. Nicht öfter als zweimal monatlich anwenden!*

☞ *Bei Hautausschlag aller Art meide man möglichst Schweinefett, Gänsefett, starken Kaffee und Spirituosen.*

☞ *Bei Hautleiden, Neurodermitis, Schuppenflechte als Badezusatz eine Tasse Milch und einen Eßlöffel Distel- oder Olivenöl zugeben. Das fettet die Haut nach und hemmt etwas den Juckreiz.*

☞ *Bei Hautausschlag wirkt Waschen mit Teerseife heilend.*

☞ *Klettenwurzeltee hat sich bei Flecken aller Art sehr gut bewährt.*

☞ *Die Erdbeere wirkt ausgezeichnet gegen den Kupferausschlag und gegen Gesichtsrötungen. Außerdem hilft sie mit, Sommersprossen abzuschwächen. Für eine Schönheitsmaske legen Sie auf Ihr abgeschminktes Gesicht zwischen zwei Tüchern einige zermahlene Früchte, entweder gemischt mit Eiweiß bei fetter Haut oder gemischt mit Mandelöl bei trockener Haut. Reinigen Sie die*

Haut nach zehn Minuten mit Rosenwasser. Bei empfindlicher Haut können nur wilde Erdbeeren verwendet werden.

☞ Beruhigende Gesichtsmaske gegen Streß und rote Flecken: Man lasse einen Beutel Malventee (Hibiskus) 30 Minuten lang in heißem Wasser ziehen. Dann wird ein Eiweiß schaumig geschlagen und vorsichtig mit drei Eßlöffeln erkaltetem Tee vermischt. Die dünnflüssige Maske wird im Gesicht verteilt und wirkt 20 Minuten ein. Danach wasche man die Haut und creme sie ein.

☞ Wenn die Gesichtshaut zu Rötungen neigt, eine Buttermilchmaske auftragen. Um den Effekt noch zu verstärken, den Saft aus frischem Porree (zwei bis drei Eßlöffel) gewinnen und mit der gleichen Menge Buttermilch verrühren. Einmal pro Woche das Gesicht mit diesem Gemisch abtupfen. Nach 20 Minuten Einwirkzeit das Gesicht waschen und eincremen.

☞ Starke Rötungen im Gesicht behebt man, wenn man das Gesicht in verdünnter essigsaurer Tonerde badet und gut nachspült.

☞ Gesichtsröte beseitigt man, wenn man sich zweimal täglich mit einem Tee von Anemonen und Zinnkraut abwäscht. Man kann sich auch früh und abends mit roher Milch abreiben.

☞ Hautrötungen lindert man mit einem Fenchelaufguß (100 Gramm Kräuter verwenden) als Zusatz zum Bad. Das wirkt außerdem entspannend.

☞ Gegen Gesichtsröte empfehlen sich Waschungen mit kaltem Wasser, dem K o c h s a l z und F r a n z b r a n n t - w e i n beigesetzt ist.

☞ Gesichtsröte verschwindet, wenn man sich morgens und abends mit roher M i l c h wäscht.

☞ Gegen eine unschöne g e r ö t e t e N a s e wirkt Groß-mutters altes Naturrezept: 20 Gramm Thymianblätter und 20 Gramm Walnußblätter in eine Tasse mit kochen-dem Wasser geben und durchsieben. Danach eine Mes-serspitze Natron und einen halben Teelöffel Maisstärke dazufügen und alles gut miteinander vermischen. Die noch warme Flüssigkeit zum Waschen der Nase benutzen – dabei ist es gut, ruhig etwas davon einzuatmen.

☞ Bei Gesichtsröte vor dem Schlafengehen das Gesicht (und die Hände) mit dem Saft einer frischen grünen G u r k e einreiben und eintrocknen lassen.

☞ Die N a s e g l ä n z t nicht mehr, wenn man sie vor dem Schlafengehen mit Mandelkleie einpudert. Morgens wird sie mit lauwarmem Essigwasser abgetupft.

☞ N a s e n r ö t e beseitigt man, indem man einen Wat-tebausch nimmt, ihn in sehr heißes Wasser taucht und die Nasenspitze damit betupft.

☞ Mit einem kalten Aufguß von pulverisierten E u k a - l y p t u s b l ä t t e r n wird die Oberhaut wieder gefestigt, und das Vernarben von geschädigter Haut wird beschleu-nigt.

☞ Gegen Sommersprossen nimmt man zehn Gramm Borax in 150 Gramm Rosenwasser.

☞ Man vermischt den Saft von unreifen Johannisbeeren mit Schwefelblüte zu einem dünnen Brei und bestreicht damit abends die Sommersprossen; das hilft in der Regel.

☞ Kurzgeschnittener Meerrettich, mit starkem Essig angesetzt und 14 Tage in die Sonne gestellt, ist ein gutes Einreibemittel gegen Leberflecke.

☞ Sommersprossen können mit folgender Lösung unsichtbar gemacht werden: Der Saft einer frischen Zitrone wird mit einem Löffel Kölnisch Wasser, einem Teelöffel Salz und eineinviertel Eiweiß vermischt. Dieses Mittel wird abends auf die betreffenden Stellen gestrichen.

☞ Sommersprossen kann man beseitigen, wenn man sie regelmäßig vor dem Schlafengehen mit Zitronensaft abreibt. Sie verschwinden allmählich ganz.

☞ Eine Gurkenmaske bleicht und macht die Haut weich. Dünne Gurkenscheiben werden auf das Gesicht gelegt, dies bleicht die Sommersprossen. Die Einwirkungszeit beträgt 15 bis 20 Minuten. Dann reiben Sie etwas Milch mit dem Gurkensaft der Scheiben ein und massieren mit zarter Bewegung.

☞ Pigmentflecken auf der Haut verschwinden, wenn man die Flecken mit einer Ringelblumensalbe behandelt.

☞ *Warzen* und *Leberflecke* sollte man jeden Tag mit Weizenkeimöl bestreichen.

☞ *Narben* sind nicht mehr so deutlich sichtbar, wenn man sie öfter mit Bimsstein abreibt.

☞ Alte *Narben* verschwinden durch tägliches Bestreichen mit *Schwedenbitter*.

☞ *Sommersprossen* verblassen, wenn man die grünen Blätter des Sellerie mit kochendem Wasser übergießt, sie nach dem Abkühlen auf das Gesicht legt und zehn Minuten einwirken läßt.

☞ *Warzen* verschwinden, wenn man sie tagsüber mit Zwiebelsaft betupft und nachts mit feingehackten Zwiebeln belegt.

☞ *Warzen* verschwinden, wenn man sie abkratzt und mit *Petersiliensaft* betupft.

☞ *Warzen* verschwinden durch Betupfen mit *Essigsäure*.

☞ *Warzen mit Stiel* bindet man mit Zwirnsfaden ab.

☞ *Warzen an Händen* werden durch öfteres Waschen in heißem *Eichenrindenabsud* beseitigt.

☞ Warzen mehrmals täglich mit dem Saft von S c h e l -
l e n k r a u t betupfen, nach einiger Zeit verschwinden sie.

☞ Warzen entfernt man, indem man eine große Z w i e -
b e l einige Stunden in Wasser legt und öfter am Tage eine
dicke Scheibe davon auf die Warze legt, bis diese erweicht
ist, so daß man sie mühelos entfernen kann.

☞ Folgender Haustee wirkt gegen A k n e : 50 Gramm
Sennesblätter, 10 Gramm Brennesselblätter und 20
Gramm Holunderblüten mischen; davon einen Teelöffel
voll mit einer Tasse kochenden Wassers übergießen und
zehn Minuten ziehen lassen. Von dem Tee morgens nüch-
tern eine Tasse und abends vor dem Zubettgehen noch-
mals eine Tasse trinken.

☞ Maske gegen u n r e i n e H a u t : Mischen Sie zwei
Eßlöffel Sahnejoghurt mit einem Eßlöffel Kleie zu einem
Brei. Tragen Sie ihn messerdick auf das Gesicht auf; Au-
genpartie und Mundwinkel werden frei gelassen. Nach 20
Minuten klopfen Sie die Masse sanft ein und waschen al-
les mit lauwarmem Wasser ab.

☞ P i c k e l sofort beim Auftreten (durch leichte Rötung
erkennbar) mehrmals mit einer alkoholhaltigen Flüssigkeit (zum Beispiel Rasierwasser) betupfen.

☞ Bei fetter und unreiner Haut hilft eine Q u a r k m a s -
k e . Hierfür zwei Eßlöffel Quark, einen Eßlöffel Milch,
einen Teelöffel Honig und eine Messerspitze Borax ver-

rühren. Die Masse schaumig schlagen und gut auf Gesicht und Hals verteilen. Nach 15 Minuten mit lauwarmem Wasser abwaschen und die Haut mit etwas saurer Milch abreiben.

☞ Reine Haut erzielt man, wenn man geschälte R o ß - k a s t a n i e n reibt und dem Waschwasser zusetzt.

☞ M i t e s s e r bekämpft man, indem man sie mit einer Lösung von gleichen Teilen Pepsin und Borax, in Wasser gelöst, bestreicht.

☞ Auf unreine Haut, Hautmale oder Flecken W a l d - b e e r e n b r e i auflegen.

☞ Gegen P i c k e l machen Sie eine Kompresse mit dem Sud von Klettenwurzeln.

☞ Pickel heilen leichter ab, wenn man eine Maske aus weißer Z a h n p a s t a auflegt.

☞ Gegen Pickel hilft eine Maske aus Q u a r k und einem E i . Gut auf Gesicht und Hals verteilen und 15 Minuten einwirken lassen. Danach mit warmem Wasser abwaschen.

☞ Pickel heilen schneller ab, wenn man sie mit Z i t r o - n e n s a f t betupft.

☞ Bei P i c k e l n bereiten Sie einen Aufguß aus den Blättern und Blüten von Huflattich und am nächsten Tag einen von Thymianblättern und machen damit Kompressen auf der Haut.

☞ Verdauungs- und Stoffwechselstörungen sowie falsche Ernährung sind meistens die Ursache für M i t e s - s e r. Wenn Sie diese ausdrücken wollen, bitte nicht mit den blanken Fingernägeln, sondern mittels eines frischen Taschentuches, und zwar mit den Nagelspitzen durch das Tuch. Die ausgedrückte Stelle dann mit Spiritus nachtupfen. Wenn Sie Instrumente verwenden, diese vorher auskochen.

☞ P i c k e l behandeln Sie erfolgreich, wenn Sie 50 Gramm Bierhefe und einen Becher Sahnejoghurt mit der zerriebenen Knolle einer Schwertlilie gut vermengen, bis ein Brei entsteht. Diesen Brei tragen Sie im Gesicht auf und lassen ihn so lange einwirken, bis der Brei erhärtet.

☞ W e i z e n k l e i e hilft gegen Hautunreinheiten. Eine Handvoll Weizenkleie in einen Leinenbeutel geben und ihn beim Einfüllen unter den Warmwasserhahn der Badewanne hängen. Nach 15 Minuten beende man dieses Bad und trockne sich nicht ab.

☞ Täglich frische Hefe essen beugt H a u t u n r e i n - h e i t e n vor. Besonders in der Pubertät ist dies ein bewährtes Mittel.

☞ A n a n a s hilft, äußerlich angewandt, bei Warzen und Hautproblemen.

☞ Pickel heilen schneller ab, wenn man sie mit einer frischen angeschnittenen K n o b l a u c h z e h e betupft.

☞ Gegen Hautunreinheiten einen Aufguß aus Blättern und Blüten des G ä n s e b l ü m c h e n s bereiten und die unreinen Hautpartien damit einreiben.

☞ Pickel und Mitesser verschwinden über Nacht, wenn man sie etwas mit M u n d w a s s e r betupft.

☞ Bei unreiner Haut waschen Sie Ihr Gesicht mit lauwarmem R i n g e l b l u m e n w a s s e r. Zwei Teelöffel Ringelblumenblüten mit einer Tasse kochendem Wasser aufbrühen, zehn Minuten ziehen lassen, abseihen, einen Wattebausch mit diesem Tee tränken und das Gesicht damit reinigen. Leicht entzündete Stellen heilen schneller ab, Hautunreinheiten gehen bei regelmäßiger Anwendung zurück.

☞ So bekämpft man u n r e i n e H a u t: Gesicht einseifen, zum Seifenschaum etwas Zucker geben, eine Minute sanft einmassieren, gründlich abspülen.

☞ M i t e s s e r vertreibt man durch Gesichtsdampfbäder und Einreiben mit Zitronensaft.

☞ P f l a u m e n m a s k e gegen fettige Haut: Sechs Pflaumen kochen und anschließend auskühlen lassen. Dann mit einem Teelöffel Mandelöl mischen.

☞ *Die ideale Lotion für* fettige Haut *ist eine 24stündige Mazeration aus folgenden Pflanzen in einem Liter Quellwasser: je eine Prise rote Rosenblüten, Salbeiblüten, Nußbaumblätter und Schachtelhalm.*

☞ Seife *für die Gesichtsreinigung sollte nur dann angewendet werden, wenn die Haut noch glatt ist und weder zu fett noch zu trocken. Der Parfümgehalt sollte aber gering sein. Man muß das Gesicht mit viel Wasser abspülen.*

☞ Reinigungsmilch *ist bei trockener und empfindlicher Haut anwendbar. Auf dem Beipackzettel unbedingt schauen, ob man die Milch mit Wasser oder einem Gesichtswasser abwaschen kann.*

☞ Waschcreme *und Reinigungsschaum sind für jeden Hauttyp geeignet.*

☞ Reinigungscreme *sollte beim Abschminken verwendet werden. Bei zu trockener Haut ist es ratsam, die Reinigungscreme täglich anzuwenden. Sie wird mit Gesichtswasser entfernt.*

☞ Gesichtswasser *ist für sehr fettige und unreine Haut sehr gut. Man sollte die fettigen beziehungsweise unreinen Stellen leicht abtupfen. Es zieht die Poren zusammen und desinfiziert. Gesichtswasser mit Alkoholgehalt sollte bei trockener Haut nicht angewandt werden, da dieses die Haut zu sehr austrocknet.*

☞ *Eine Orangenmaske* vor dem Schlafengehen auftragen. Nehmen Sie eine Orangenscheibe, eine Zitronenscheibe, einen Teelöffel Zucker und ein Glas Milch. Alles zusammen aufkochen lassen, dann im Kühlschrank kalt stellen. Nach dem Abkühlen die Mischung mit einem Wattebausch auf Gesicht und Hals auftragen. Kurz einwirken lassen, danach gründlich ausspülen. Dies gibt der Haut Feuchtigkeit und erfrischt.

☞ *Als Basis zum Eincremen* wird meistens eine Tages- und eine Nachtcreme angeboten. Die *Tagescreme* hat einen besonderen Feuchtigkeitsgehalt. Sie bildet auf der Haut einen Film, der gegen Austrocknung und Umweltschmutz schützt. Außerdem sollte man die Tagescreme immer als Unterlage für Make-up auftragen. Wenn die Tagescreme einen UV-Filter enthält, ist es gut. Dieser Filter schützt gegen Hautalterung und natürlich vor der Sonne.

☞ *Eine Nachtcreme* trägt man auf, wenn sich die Haut nach dem Reinigen trocken anfühlt und spannt. Bei fettiger und unreiner Haut kann man sich die Nachtcreme sparen.

☞ *Cremes* sollten nur ganz dünn aufgetragen werden. Hat man kurz danach schon wieder ein Spannungsgefühl auf der Haut, dann hat die Creme zu wenig Fettgehalt. Hier sollte man nicht zweimal von derselben Creme auftragen, sondern gleich eine stärker fettende Creme kaufen, aber auch davon ganz wenig auftragen. Es ist sogar sinnvoll, eine Weile nach dem Eincremen das überschüssige Fett mit einem Papiertuch wieder abzutupfen.

☞ Bei fetter Haut ein- bis zweimal pro Woche auf das gereinigte Gesicht Eiweiß aufstreichen. Dabei nimmt man einen weichen Pinsel zu Hilfe. Dann das Eiweiß 10 bis 15 Minuten antrocknen lassen. Dabei spannt es natürlich, was nicht so angenehm ist. Doch die Haut wird stärker durchblutet, und die Poren ziehen sich zusammen. Nach dem Abwaschen mit Wasser das Gesicht mit kalter Milch abspülen. Die Haut wirkt danach wunderbar glatt, zart und klar.

☞ Im allgemeinen sollte der Hals mitsamt dem Dekolleté in die Pflege des Gesichts miteinbezogen werden. Weil aber die Haut des Halses siebenmal so dick wie die Gesichtshaut ist, darf man für seine Pflege auch etwas schwerere Cremes und Öle verwenden. Auch hier wieder Vorsicht bei Massagen! Sparen Sie auf alle Fälle die Halsmitte – dort befindet sich die Schilddrüse – aus.

☞ Falls Sie meinen, Ihr Hals brauche besondere Pflege, so können Sie einen Halswickel machen: Tauchen Sie eine Mullkompresse oder einen breiten Wattestreifen in erwärmtes Mandel-, Weizenkeim-, Oliven- oder Sonnenblumenöl, und legen Sie diesen feuchten Wickel um den Hals. Binden Sie einen Plastikstreifen und einen Schal darüber. Lassen Sie das ganze mindestens 30 Minuten, besser noch über Nacht, einwirken. Wenn Sie den Wickel wieder abgenommen haben, können Sie eine Lotion-Adstringent sachte einklopfen – Halsmitte wegen der Schilddrüse aussparen – und den Hals mit einer Creme schützen. Auch ein Aufguß aus Arnika, Schafgarbe, Salbeiblättern und Fenchel hilft als Kompresse gegen Falten. Ein Handtuch wird in den Aufguß getaucht, um den Hals gewickelt und mit einem Schal zugebunden. Nach 15 Minuten können Sie die Kompresse entfernen und Muskelöl oder Halscreme einklopfen.

☞ Sogar die Körperhaltung ist bei der Faltenbildung von Bedeutung. Das Kinn sollte einen rechten Winkel zum Hals bilden. Wenn es zu oft einen spitzen Winkel bildet, wirkt dies faltenfördernd.

☞ Für trockene Haut wurde schon eh und je süßes Mandelöl verwendet (vor allem auch für wundgescheuerte Babys) sowie schlichtes Olivenöl, das beste Bräunungsmittel. Sehr leicht läßt sich ein Sonnenöl herstellen aus einem Viertelliter reinem (und geruchfreiem!) Olivenöl, zehn Tropfen Jodtinktur und dem Saft einer Zitrone. Gut schütteln vor der Anwendung auf die Haut! Das Olivenöl nährt die Haut und ist reich an Vitaminen; es zieht die Sonnenstrahlen an und würde schnell Hautverbrennungen herbeiführen, wenn Jod und Zitrone nicht desinfizierend wirkten, die Bräunung festigten und die Haut gesund erhielten, indem sie das Verbrennen unterbinden. Dieses sehr einfache Verfahren garantiert eine schöne lebkuchenfarbene Bräunung und eine weiche, geschmeidige Haut. In tropischen Ländern verwendet man auch Kokos- und Palmenöl.

☞ *Warzen* sind unterschiedlicher Herkunft, *können aber von Viren verursacht werden und sind daher unter Umständen übertragbar. Ebenso können sie auch von selbst wieder verschwinden. Kleine Stielwarzen können auch von der Kosmetikerin weggebrannt oder abgebunden werden. Manchmal ist es für den Laien nicht zu unterscheiden, ob es sich um Warzen oder Fibrome (gutartige Geschwulstbildungen), ob es sich überhaupt um Gutartiges oder Bösartiges handelt. Bei warzenähnlichen Veränderungen in jedem Fall zunächst den Arzt konsultieren.*

☞ *Die Ursache für* Halsfalten *ist meistens ein Haltungsfehler! Deshalb auf gerade Haltung achten (denken Sie an die imaginäre Krone auf dem Kopf). Die beste Kur ist eine Kombination edler Fette, als Fertigpräparat oder als Do-it-yourself-Packung. Dazu erwärmt man einen Eßlöffel Weizenkeimöl und einen Eßlöffel Olivenöl im Wasserbad, pinselt die Mischung auf den Hals, deckt sie mit einem Zellwolltüchlein (besser noch: einem Wattestreifen) ab und wickelt einen Schal oder ein warmes Handtuch darum. Das Öl so lange wie möglich unter dieser „Halskrause" einwirken lassen.*

☞ *Kleine Schönheitsfehler kann man noch korrigieren! Zum Beispiel die senkrechte Zornesfalte zwischen den Augenbrauen, zum Beispiel die Nasolabialfalte, die von den Nasenflügeln schräg zu den Mundwinkeln läuft, zum Beispiel die waagrechten Stirnfalten oder die „Plisseefältchen" rund um den Mund. Zum* Kaschieren *nimmt man einen weißgrauen Abdeckstift, fährt damit entlang* der Falte und drückt dann die Finger ganz sanft gegen diese Partie, damit die Farbe mittels Druck und Wärme einzieht.

☞ Bläulich schimmernde, dunkle A u g e n s c h a t t e n kaschiert man mit einem gelblichbeigen Abdeckstift.

☞ B e s e n r e i s e r - Ä d e r c h e n auf den Wangen werden mit einem grünen Stift abgedeckt. In diesem Fall allerdings noch vor der Grundierung. Da Grün die Komplementärfarbe zu Rot ist, hebt es die Äderchen optisch auf. Bei erweiterten Äderchen grundsätzlich für die Lippen keine Blaustiche wählen, lieber ein warmes Sonnenbraun oder Rostrot. Zum Schluß mit Puder-Make-up und Pinsel in umgekehrter Richtung mattieren.

☞ Ob beim Visagisten, Maskenbildner oder vor dem häuslichen Spiegel, die Kunst des großen oder kleinen M a k e - u p s baut sich stets in drei Etappen auf: 1. das Aufbereiten der Haut, 2. Wahl und Auftragen der Teintgrundierung, 3. das Betonen der Signalpunkte Augen, Lippen und Wangen. Der erste Schritt besteht aus einer gründlichen Hautreinigung und dem Auftragen einer Feuchtigkeitsemulsion als Unterlage.

☞ Außerdem sollten die A u g e n b r a u e n in Form gezupft sein, wobei man die natürliche Form heute nicht mehr so radikal verändern darf wie in den zwanziger oder vierziger Jahren, als nicht nur Filmstars ihre Brauen rasierten und durch einen gezeichneten Schwung ihrem Gesicht eine komplett veränderte „Optik" gaben. Dicke Brauen werden heutzutage nur etwas in Form gezupft, schwach wachsende mit einem Brauenstift und zartem Stricheln betont.

☞ G r i e ß k ö r n e r , diese weißen Punkte, darf man auf keinen Fall selber ausdrücken. Man kann sie allein nicht entfernen. Sie entzünden sich leicht, und es entstünden Narben.

☞ Die feinen B e s e n r e i s e r - Ä d e r c h e n entwickeln sich mit Vorliebe auf Wangen und Nase. Die Veränderungen gehen meistens mit einem schwachen Bindegewebe einher. Alles meiden, was stark durchblutet: Kaffee, Alkohol, auch Nikotin, vor allem aber heiß-kalte Getränke. Schmoren in der Sonne ist Gift. Bei der Kosmetikerin eine entstauende Massage buchen, alkoholarmes Gesichtswasser benutzen und eine Spezial-anti-Couperose-Creme mit Extrakten aus Hamamelis, Roßkastanie und Honigklee.

☞ So bereiten Sie Ihre individuelle S c h ö n h e i t s p a k - k u n g vor: Für die normale, trockene und reife Haut werden zwei Teelöffel süße Sahne, ein Eidotter und ein halber Teelöffel Weizenkeimöl verrührt und auf das gereinigte Gesicht gepinselt. Besonders wirksam ist es, wenn man die Packung mit einer in warmen Lindenblütentee getauchten Gaze abdeckt! Für die unreine oder Mischhaut werden ein Teelöffel Heilerde, ein Teelöffel Bierhefe mit Milch sämig angerührt und auf das gereinigte Gesicht gepinselt. Auch hier wirkt die Packung besonders gut, *wenn man sie mit einer in Kamillentee getauchten Gaze bedeckt.*

☞ *Nun hinein in das herrliche Vollbad und 15 Minuten entspannt dösen. Danach nicht duschen! Nur die Haut abtupfen, schnell die Packung samt Gaze vom Gesicht nehmen und mit dem restlichen Tee das Gesicht „baden". Hinein ins Bett. Ohne sich einzucremen, bitte, damit über Nacht die Schlacken durch die Haut ausgeschieden werden können.*

☞ *Erst am nächsten Morgen wird nach einer lauwarmen Dusche der Körper von Kopf bis Fuß mit einer guten Nähremulsion einbalsamiert, sich dann wie eine Mumie in ein Badetuch oder Biberbettuch einwickeln und ab ins Bett, wo man noch eine gute halbe Stunde dieses „Manna" auf die Haut einwirken läßt.*

☞ *Bei nervöser unreiner Haut einen Liter starken Kamillensud ins Badewasser geben. Bei fettem Haar und Schuppenbildung nach der Kopfwäsche mit starkem Kamillensud spülen.*

☞ *Leberflecke, Muttermale und Altersflecken darf man auf keinen Fall selbst entfernen. Diese gutartigen Hautfehler können sich sonst ausweiten, wuchern und zu Krebs werden.*

☞ *Wer glücklich ist und gesund lebt, hat meist eine schöne Haut. Die richtige Ernährung, genügend*

Schlaf, vor allem aber innere Ausgeglichenheit sind Voraussetzungen für eine zarte, glatte und rosige Haut. Das Aussehen der Haut kommt von innen. Seelische Belastungen, schlechte Verdauung, Klimawechsel, zuwenig Bewegung und zuwenig Sauerstoff sind Gift für die Haut.

☞ **Wasser** und **Fett** sind im Grunde zur Pflege der Haut genug. Eine tägliche Reinigung mit warmem Wasser und Auftragen der Feuchtigkeitscreme genügen bei Menschen in jungen Jahren. Man sollte aber mindestens zweimal wöchentlich Waschlappen und Handtücher wechseln.

☞ Sobald die **Pubertät** eintritt, kann mit einer speziellen Hautpflege begonnen werden. Denn in dem Alter beeinflußt die Umstellung des Hormonhaushaltes die Haut. Mitesser, Pickel treten auf, und fettige Haut macht sich nachteilig bemerkbar. Hier kann einiges von außen getan werden.

☞ Schützen Sie Ihre Haut durch **Fettcreme** oder Sonnenschutzmittel vor Kälte, Wind und Sonne.

☞ **Trockene Luft** ist schädlich. Im Winter einen Luftbefeuchter an die Heizungen hängen.

☞ Leichtes **Bürsten** mit weichen Naturborsten regt die Durchblutung an und beschleunigt das Ablösen von abgestorbenen Zellen der Oberhaut.

☞ **Überschüssige Creme** nach 20 Minuten entfernen.

☞ Eine *Gesichtsmaske* muß dem Alter, Hauttyp und Hautproblem entsprechen. Bei durchblutungsfördernden Masken müssen die Augenpartien und die Mitte des Halses über der Schilddrüse freigehalten werden. Masken, die eintrocknen, müssen nach der bestimmten Zeit behutsam mit einem feuchtwarmen Tuch oder Watte abgenommen werden. Mit einer getrockneten Maske darf nicht geredet werden. Man macht es sich gemütlich, wenn man die Beine hochlegt. Die Haare sollten mit einem Stirnband aus dem Gesicht gehalten werden.

☞ Wichtig ist, daß die Maske nur auf einem *gereinigten Gesicht* aufgetragen wird.

☞ Bei trockener Haut nimmt man *überfette Seife* wie Kokosnußöl, Lanolin, Kakaobutter.

☞ Ein Nußöl als *Sonnenöl* stellt man wie folgt selber her: Man viertle vier grüne Walnüsse, gebe sie zusammen mit einem halben Liter Baby- oder Olivenöl in eine Glasflasche und lasse diese zwei bis drei Wochen in der Sonne stehen.

☞ Einen *braunen Teint* erhält man, wenn man sich täglich mit Karottensaft abreibt. So kann man auch seine Urlaubsbräune bewahren.

☞ Ein *Ysop-Aufguß* (zwei Handvoll auf einen Liter Wasser) wird für die Pflege einer dünnen Haut empfohlen und speziell zur Linderung von Entzündungen durch Son-

nenbrand. Trockene Blätter 10 bis 15 Tage lang in einer fünfmal größeren Menge Alkohol von 90 Prozent einweichen. Ein Kaffeelöffel dieser Tinktur in etwas Zuckerwasser stärkt den Haarwuchs.

☞ Gegen g e r ö t e t e oder gebräunte H a u t wasche man sich mit kuhwarmer Milch und mache eine Kompresse aus Molke. Dann mit abgekochtem, wieder erkaltetem Wasser waschen und abends mit 1:5 verdünntem Glyzerin einreiben.

☞ Frische E r d b e e r e n wirken klärend und reinigend, bei Sonnenbrand beruhigend und kühlend. Zwei bis drei Erdbeeren mit einer Gabel zerdrücken, mit etwas Zitronensaft verrühren, auf das Gesicht auftragen und etwa 15 Minuten einwirken lassen.

☞ Bei S o n n e n b r a n d Abhilfe schaffen kann man, indem man auf besonders gerötete Hautpartien mit Buttermilch oder kühlem Kamillentee getränkte Wattebäusche legt. Das Ganze mindestens eine halbe Stunde einwirken lassen.

☞ Sonnenbrandsichere H a u t b r ä u n u n g gewährt Zitronensaft, wenn die der Sonne ausgesetzte Haut mit einer halbierten Zitrone abgerieben wird. Das Mittel verspricht allerdings nur dann Erfolg, wenn die Haut zuvor von allen Cremerückständen befreit wurde.

☞ Als einfaches, billiges, gutes Hautbräunungsmittel bewährt sich bei regelmäßiger Anwendung zehnprozentige *wasserfreie* *Vaselinsalbe* *(mit Kölnisch Wasser kann man sie parfümieren).*

☞ *So bekommt Ihnen das* *Sonnenbad* *am besten: Man sollte mit einem hohen Lichtschutzfaktor zum Bräunen beginnen. Wenn die Haut eine gewisse Vorbräunung hat, verträgt sie auch mehr. Dann kann man einen niedrigeren Lichtschutzfaktor verwenden.*

☞ *Die meistgefährdeten Stellen für* *Sonnenbrand* *sind Nasenrücken, Wangenknochen, Schultern, Dekolleté, Brustwarzen, Oberschenkel, Kniekehlen. Sie muß man noch sorgfältiger schützen.*

☞ *Die* *Lippen* *müssen auch gut vor der Sonne geschützt werden. Eine dünne Schicht Lippenstift würde schon genügen. Besser ist aber, eine spezielle Lippenschutzcreme mit Lichtschutzfaktor zu verwenden.*

☞ *Den* *Lichtschutz* *schon eine Stunde vor dem Sonnenbad auftragen, weil er eine Zeit braucht, um voll wirksam zu werden.*

☞ *Haare* *müssen vor der Sonne geschützt werden. Geeignete Mittel dafür sind Tücher, Hüte, Bademützen. Es können aber auch Haargel oder Haaröl verwendet werden.*

☞ *Bei* *Sonnenbrand* *oder anderen Verbrennungen empfehlen wir die Kompressen, die in einen Absud aus*

Quittenkernen zu tauchen sind (etwa einen Suppenlöffel Kerne auf ein Glas Wasser; mindestens eine Viertelstunde kochen!). Man kann aber auch einen Kräutertee trinken, der dem Körper hilft, auf die Infektion der Verbrennung zu reagieren: je eine Prise Kamille (ganze Pflanze) und Lavendel auf einen Liter Wasser; vier Tassen täglich.

☞ Die Wirkstoffe der Papaya reinigen und lindern von der Sonne gestreßte Haut. Eine Papaya zerdrücken, auf die Haut auftragen, zehn Minuten einwirken lassen und anschließend mit lauwarmem Wasser abwaschen.

☞ In leichten Fällen von Sonnenbrand den angegriffenen Säuremantel der Haut mit verdünntem Zitronensaft behandeln, darüber eine kühlende „Emulsion" aus Buttermilch, Yoghurt oder Quark, was gerade zur Hand ist. Natürlich geht auch eine fertige beruhigende und feuchtigkeitsspendende Packung. In keinem Fall Seife benutzen und schon gar kein Öl (außer Johanniskrautöl).

☞ Parfums dürfen beim Sonnenbaden nicht aufgetragen werden. Sie hinterlassen Flecken auf der Haut.

☞ Sonnenschutzöl kann bei trockener und normaler Haut angewendet werden, es schützt vor Hautreizungen durch Salzwasser und Wind.

☞ Sonnenschutzmittel kann bei normaler, fettiger oder Mischhaut angewendet werden. Diese Milch kühlt und zieht ohne starken Fettglanz rasch ein.

☞ *Sonnenschutzlotion ist bei stark fettiger und robuster Haut anzuwenden. Diese Lotion hinterläßt fast keine Fettspuren.*

☞ *Sonnenschutzcreme gibt es für zwei Hauttypen. Fettreiche Creme ist für trockene und normale Haut, halbfette für die normale, fettige und Mischhaut.*

☞ *Sonnenschutzgelee kann bei Mischhaut, empfindlicher und trockener Haut angewendet werden. Dieses Mittel gibt es mit unterschiedlichem Fettgehalt.*

☞ *Wenn das Gesicht zuviel Sonne abbekommen hat, darf man es nicht mit Wasser und Seife reinigen. Alkoholfreies Gesichtswasser ist am besten zum Reinigen.*

☞ *Ein Sonnenschutzmittel kann man aus 10 Gramm ungebleichtem Bienenwachs, 16 Gramm Kakaobutter, 12 Gramm Stearinsäure, 50 Milliliter Avocadoöl, 10 Milliliter Nußöl, 50 Milliliter Wasser, zwei Messerspitzen Borax, zehn Tropfen Zitronenöl selbst herstellen. Bienenwachs, Kakaobutter, Stearinsäure, Avocadoöl und Nußöl langsam in einem Wasserbad schmelzen. Das Wasser kochen, in dem das Borax aufgelöst wird. Beides zusammengießen und so lange gut rühren, bis die Flüssigkeit milchig ist. Dann das Zitronenöl dazugeben und weiterrühren, bis es einen cremeflüssigen Zustand bekommt. Die Creme in eine Dose auffüllen. Diese Sonnenmilch hält sich ungefähr drei Monate. Wie gekaufte Sonnenmilch anwenden.*

☞ *Man sollte das* B a d e n *nie übertreiben! Es genügen pro Woche zwei Vollbäder. Duschen ist für die Haut besser, und außerdem ist es billiger.*

☞ *Es sollten zwischen der* l e t z t e n   M a h l z e i t *und dem Bad zwei Stunden vergehen.*

☞ *Die* B a d e t e m p e r a t u r *sollte nur 35 bis 37 Grad betragen. Alles andere ist ungesund.*

☞ *Wenn Sie ein Bad nehmen, sollten Sie nur 10 bis 15* M i n u t e n *in der Wanne liegen, damit es der Haut nicht den natürlichen Schutz entzieht.*

☞ S e i f e   *und* w a r m e s   W a s s e r *ist die beste Körperreinigung, da es die Poren öffnet.*

☞ *Verwenden Sie rückfettende Öl- und Cremebadezusätze bei* t r o c k e n e r   H a u t .

☞ *Verwenden Sie neben rückfettenden Badezusätzen auch einfache Wasserenthärter, Badesalze und beliebige Schaumbadezusätze bei* n o r m a l e r   H a u t .

☞ *Badesalz, einfache Wasserenthärter und Schaumbadzusätze können bei* f e t t i g e r   H a u t *verwendet werden.*

☞ K r ä u t e r -   *und* p f l a n z l i c h e   Z u s ä t z e *wie Rosmarin-, Fichtennadel-, Heublumen-, Pfefferminz- und Roßkastanienextrakt wirken kreislauffördernd, nervenberuhi-*

gend und erfrischend. Sie dienen dem allgemeinen Wohl-
befinden und damit der Schönheit. Wenn Sie in der Wanne sitzend auch die Düfte der Kräuter tief einatmen, können die ätherischen Öle wirksam werden und in die Atem-
wege eindringen.

☞ *Eichenrindenzusatz* hat die Eigenschaft, die
Poren der Haut zusammenzuziehen, und vermindert über-
mäßiges Schwitzen.

☞ *Eukalyptuszusatz* wirkt lösend bei Erkältun-
gen.

☞ *Lindenblütenzusatz* (aus dem Sud einer Handvoll Lindenblüten) beruhigt und macht müde. Hinterher
sollte man ausnahmsweise nicht kalt duschen, sondern
gleich ins Bett gehen.

☞ *Melissen-* und *Kamillenzusätze* helfen ner-
vösen Menschen bei Schlaflosigkeit und machen das Bad
zum Schlummerbad.

☞ *Schwefelzusätze* wirken heilend bei Aknehaut
am Rücken und an den Armen.

☞ *Salbei* entfettet die Haut (Salbeitee vermindert das
Schwitzen an heißen Tagen) und zieht grobe Poren zusammen. Günstig bei Akne.

☞ *Zitronenzusatz* wirkt beruhigend und macht die
Haut zart. In Scheiben geschnittene Zitronen einige Stun-

den in einen Topf mit Wasser legen und ins Badewasser abseihen.

☞ *Kleiezusatz* normalisiert fettige Haut. Auch trockene Haut wird wieder glatt und weich.

☞ *Meersalz* fördert die Durchblutung, regt an und hilft so gegen Ermüdung.

☞ *Moorzusätze* machen frisch und leistungsfähig, indem sie die Durchblutung anregen. Moorzusätze gibt es fertig in der Tube oder im Plastikbeutel in der Apotheke zu kaufen.

☞ Nervenberuhigende *Schaumbäder* fördern den Kreislauf und damit das Wohlbehagen, was der Schönheit sehr zugute kommt.

☞ Besonders munter wird man nach großen Anstrengungen durch ein heißes Bad, dem ca. zwei Kilogramm normales *Speisesalz* beigemengt wird. Daraufhin sofort ins Bett und gut zudecken und schwitzen. Der Körper wird dabei entschlackt und von Harnsäure befreit.

☞ Ein preiswertes und wirkungsvolles *Körperpeeling* ist Salz, gemischt mit Dosenmilch (so lange mischen, bis eine pastenartige Konsistenz entsteht). Körper abbrausen, rauhe Stellen, wie zum Beispiel Ellbogen, Knie und Oberarme, mit der Mischung abreiben. Zum Schluß abspülen und ein Ölbad nehmen.

☞ *Ein Zitronenbad beruhigt die Nerven. Für ein Bad schneide man sechs Zitronen mit der Schale in Scheiben und lege sie einige Stunden in kaltes Wasser. Dann gieße man die Zitronenlauge durch ein Sieb ins Badewasser.*

☞ *Ein besonderes Beruhigungsmittel ist ein Kräuterbad aus Lavendelblüten. Brühen Sie eine Handvoll Lavendel auf, lassen Sie dann den Sud ca. 15 Minuten ziehen, gießen Sie ihn durch ein Sieb, und geben Sie diesen Tee ins Badewasser.*

☞ *Großmutter riet uns, drei Eßlöffel Schmierseife ins Badewasser zu geben. Es hilft tatsächlich gegen Pikkel.*

☞ *Essigbäder sind gut bei großporiger Haut. Man nehme einen halben Liter Essig für ein Vollbad.*

☞ *Ein Schmierseifebad ist gut für die Schönheit. Etwas heißes Wasser in die Badewanne laufen lassen und darin ein Pfund Schmierseife schaumig rühren. Dann den Rest des Badewassers einlaufen lassen.*

☞ *Die komplette Gesichtsmassage: Streichen Sie sanft mit gestreckten Fingern von der Kinnmitte bis zur Höhe des Ohrläppchens entlang. Jede Seite mindestens achtmal. Das beugt einem Doppelkinn vor und strafft die Konturen am Backenknochen – jene Partien, die manchmal schon in den Dreißigern an Festigkeit verlieren.*

☞ Massage gegen *Stirnfalten*: Streichen Sie mit mehreren Fingern in einem großen Bogen von der Nasenwurzel zu den Schläfen hin. Erst über den Brauen entlang, dann stufenweise zum Haaransatz hin. Jede Seite sollte mindestens fünfmal immer von unten nach oben sanft massiert werden.

☞ Massieren Sie die Partie um den *Nasenflügel* in kleinen Kreisen mit etwas mehr Druck. Das wirkt besonders entspannend. Denn gerade an diesen Punkten kommt es häufig zu starken Muskelverkrampfungen, die auf das ganze Gesicht ausstrahlen, es mürrisch machen. Etwa eine halbe Minute lang.

☞ So wird die *Augenpartie* massiert: Kreisen Sie mit dem Mittelfinger behutsam von außen nach innen. Jede Seite ca. fünfmal. Die Haut darf dabei auf keinen Fall gezerrt werden.

☞ Massieren Sie die *Mundpartie* mit beiden Händen. Und zwar von unten nach oben in einem kleinen Halbkreis. Das arbeitet den Falten entgegen – jenen Furchen, die sich leicht von der Nase zum Mund hin eingraben. Ca. 30 Sekunden lang.

☞ In kleinen kreisenden Bewegungen von unten nach oben und von der Gesichtsmitte nach außen wird die gesamte *Wangenpartie* durchmassiert. So lange massieren, bis die Haut rosig ist.

☞ *Die einfache Wechseldusche:* Empfindliche und nervöse Menschen beginnen mit der heißen Dusche, bis Sie sich wohlig warm fühlen. Weniger reizbare können gleich mit einer kalten Brause beginnen. Der Wasserstrahl wird in kurzer Folge mindestens drei- bis fünfmal abwechselnd warm und kalt gestellt. Die allerletzte Dusche sollte kalt sein.

☞ *Die anregende Dusche am Morgen:* Duschen Sie sich kurz lauwarm ab, seifen den Körper ein, bürsten die Finger- und Fußnägel. Spülen Sie die Seife mit einer heißen Dusche ab, und duschen Sie kurz kalt nach. Übungen können am frühen Morgen nicht schaden. Machen Sie sechs Kniebeugen, trippeln Sie ein paarmal auf der Stelle, schütteln Sie die Glieder locker aus. Anschließend frottiert man sich in Richtung zum Herzen hin trocken. Dieses sollte nicht länger als fünf Minuten dauern. Nach dieser Dusche fühlen Sie sich frisch und munter.

☞ *Das Schlankheitsbad* ist eine gute Ergänzung zur Abmagerungskur. Es fördert die Durchblutung und baut Fettgewebe ab. Zusätze sind meist in Apotheken erhältlich.

☞ *Das Wechselbad* entspannt. Zuerst im Badewasser (38 Grad) ca. zehn Minuten entspannen. Dann kaltes Wasser einlaufen lassen und am Ende kalt duschen.

☞ *Das Badeöl* sollte erst zehn Minuten nach dem Einstieg in die Wanne zugesetzt werden. Das Öl wirkt wie eine Sperre zwischen Haut und Wasser.

☞ *Rasieren Sie Ihre Haare* erst nach dem Baden, weil dann die Beine eingeweicht sind. Sie lassen sich leichter entfernen.

Großmutters Ratschläge für die Haare

☞ *Beim Haarewaschen* sollte man nicht zu heißes Spülwasser verwenden. Dies laugt das Haar zu sehr aus und regt zu noch stärkerer Fettproduktion an.

☞ *Man sollte nur alkalifreie Waschmittel* verwenden. Seife oder Badezusätze schaden dem Haar.

☞ *Weil auch das Fett auf der Kopfhaut* ranzig werden kann, ist es unappetitlich und schädlich, die Haarwäsche zu lange aufzuschieben.

☞ *Eine Pipette ist beim Verteilen von Haarwasser* auf der Kopfhaut von Vorteil.

☞ *Bürsten und Kämme* sind unentbehrlich. Man sollte darauf achten, daß man sie bei der Haarwäsche mitwaschen kann. Kämme mit gesägten Zinken und Naturborsten-Bürsten sind für die tägliche Pflege bei angegriffenem Haar empfehlenswert. Bei Perücken und Haarteilen verwendet man Bürsten mit Drahtborsten.

☞ *Nie eine Dauerwelle* machen lassen, wenn die Haare krank, brüchig oder blondiert sind. Dies ist besonders schädlich.

☞ *Wenn Sie toupieren,* dann toupieren Sie richtig: Beginnen Sie bei der Stirn. Es wird jede Strähne einzeln toupiert, und zwar nur das untere Drittel jeder Haarsträhne. Legen Sie die Strähnen wie Schuppen übereinander. Beim Nacken beginnt das Auffrisieren. Damit das Haar sich wieder erholen kann, muß peinlichst darauf geachtet werden, daß man das toupierte Haar jeden Tag gut ausbürstet.

☞ Die Haare kleben zusammen und die Frisur fällt zusammen, wenn Sie das Haarspray zu nah aufsprühen. Ca. 30 Zentimeter vom Kopf entfernt halten.

☞ Sie brauchen das Haar nicht tausendmal am Tag zu frisieren. Es genügt, wenn Sie am Abend die Haare gründlich ausbürsten, damit diese von Staub- und Sprayresten befreit werden.

☞ Wenn Sie elektrisierendes Haar haben (zum Beispiel dünnes Haar, durch Bürsten mit Kämmen aus Kunststoff usw.), begegnen Sie diesem am besten mit Frisiercreme, Glanzspray, Bürsten mit Naturborsten oder Metall- und Hornkämmen.

☞ Wenn die oberste Schicht der Kopfhaut zu schnell und zu stark verhornt, verursacht dies die lästigen Schuppen. Wenn die ganzen Mittel gegen die Schuppen nichts nützen, melden Sie sich einmal beim Hautarzt an. Abgesehen davon, daß die Schuppen unangenehm und lästig sind, können sie auch Haarausfall herbeiführen. Verzichten Sie einige Monate auf Dauerwellen, Bleichungen und Tönungen. Und ziehen Sie helle Kleidung an, die Schuppen fallen nicht so auf.

☞ Stirnfransen verursachen auch Hautprobleme. Wenn dies der Fall ist, sollte man das Haar vor dem Zubettgehen mit einigen Klipps am Haaransatz feststecken. Dann schwitzt die Haut unter den Stirnfransen nicht mehr, und diese fetten nicht so schnell. Die Stirnfransen sollten häufiger gewaschen werden.

☞ Bei gespaltenen Haarspitzen hilft nur Abschneiden. Außerdem sollte man Kurpackungen, die Lanolin, Öl oder saure Essenzen enthalten, verwenden und beim Einlegen die Haarspitzen mit Seidenpapier umwickeln. Günstig in jedem Fall sind Kämme mit gesägten Zinken.

☞ Da lange Haare sich ständig an der Kleidung reiben, sollte man sie regelmäßig schneiden lassen.

☞ Vor dem Waschen sollte man das Haar mit Durchbürsten oder Durchkämmen entwirren und vom Staub befreien.

☞ Auch mildes Shampoo nie unverdünnt direkt auf die Kopfhaut kippen. Erst in der Handfläche mit etwas Wasser verdünnen und sanft über das ganze Haar streichen.

☞ Sowohl zu heißes wie zu kaltes Wasser erzielt nur einen Schockeffekt auf der Haut. Dadurch können schon zu „flott" arbeitende Talgdrüsen noch stärker angeregt werden. Kurz gesagt: Fettes Haar fettet noch schneller.

☞ Die Haare immer mit Strömen von warmem Wasser abspülen. Irritierte Kopfhaut und stumpfes Haar beruhen manchmal nur auf „wassersparendem" Spülen.

☞ *Fettende Haare* dürfen, wenn man es richtig macht, so oft wie nötig gewaschen werden. Hitze- oder Kälteschocks jedoch unbedingt vermeiden. Auch beim Trocknen!

☞ Nach dem Waschen immer eine *Spülung* benutzen. Am einfachsten und wirksamsten sind Bio-Spülungen aus dem Kräutergarten.

☞ Gegen *Haarausfall* sind Waschungen mit frischem Wasser mit Franzbranntwein und Vermeidung scharfer Kämme sehr nützlich.

☞ Gegen Haarausfall wirkt folgendes Mittel: Man zerschneide eine große *Zwiebel*, vermische sie mit 100 Gramm *Franzbranntwein* und lasse das Ganze 14 Tage ziehen. Dann siebe man es durch, verdünne es mit zwei Teilen Wasser und schütte beliebig viel Parfüm zu. Mit dieser Mischung die Kopfhaut wiederholt einreiben.

☞ *Haarausfall* bekämpft man durch tägliches *Einreiben der Kopfhaut* mit folgendem Mittel: 60 Gramm gereinigte Klettenwurzel mit zwei Litern Wasser zur Hälfte einkochen, durchsieben, einen Viertelliter Franzbranntwein zugeben und die Flüssigkeit in einer gut zugekorkten Flasche aufheben.

☞ Bei Haarausfall hilft *Pferdemark* (aus der Apotheke). Nach dem Waschen einmassieren und einige Stunden wirken lassen. Anschließend auswaschen.

☞ Zur Kräftigung des Haares und als Vorbeugung gegen Haarausfall hat sich das Einreiben eines Absuds von Minze und Quendel (eine Handvoll auf einem Liter Wasser zur Hälfte einkochen lassen) bewährt.

☞ Gegen Haarausfall helfen Schwedenkräuter.

☞ Bei Haarausfall zweimal in der Woche den Kopfboden mit Kochsalz einreiben.

☞ Bei Haarausfall den Kopf regelmäßig mit starkem Kamillentee (keine Beutel, sondern Kamillenblüten zur Zubereitung verwenden) waschen. Außerdem tägliche Kopfeinreibungen mit Birkenhaarwasser oder Rosmarinhaarwasser durchführen.

☞ Gegen Haarausfall sollte man täglich die Kopfhaut mit den Fingern schön massieren.

☞ Bei Haarausfall einen Liter Wasser abkochen und darin zwei Beutel Pfefferminztee ziehen lassen. Diesen Tee auf das frisch gewaschene Haar geben und nicht ausspülen, sondern trocknen lassen. Es genügt anfangs, einmal wöchentlich einzumassieren (ca. zwei Monate lang), dann die Behandlung noch alle drei bis vier Wochen durchführen.

☞ Haarausfall verhindert man, indem man den Kopf mit einem Sud von Haarwurz behandelt.

☞ *Grauen Haaren* wirkt man entgegen durch Waschungen mit einer Mischung aus einem Drittel Essig und zwei Drittel warmem Wasser. Nicht nachspülen! Die natürliche Haarfarbe bleibt so erhalten.

☞ *Haare* werden nicht so schnell grau, wenn regelmäßig verdünnter *Apfelessig* eingerieben wird.

☞ *Das Haar* wird seidenweich und jugendlich durch eine *Ölpackung*. Vor der Kopfwäsche anwenden! Man durchtränkt die Kopfhaut vollständig mit geeignetem Öl, zum Beispiel süßem Mandelöl, und bindet hierauf ein wollenes Tuch um das Haar. Nach einer halben Stunde gut mit Kamillentee nachwaschen.

☞ *Die Haare* bekommen wieder einen wundervollen *Glanz*, wenn man mindestens zweimal in der Woche eine Brennessel-Spülung macht. Diese ist ganz schnell nach diesem Rezept zubereitet: Auf zwei Eßlöffel Brennesselblätter gieße man etwa einen Liter kochendes Wasser. Diesen Sud eine Viertelstunde ziehen lassen und einen Teelöffel Honig hineinrühren. Nach dem Erkalten wird die Mischung durch ein Sieb geschüttet. Nach dem Waschen werden die Haare damit gespült.

☞ *Glänzendes Haar* erhält man wie folgt: Das Haar mit einem Becher *Milch* waschen, einreiben, 15 Minuten einwirken lassen und dann mit lauwarmem Wasser ausspülen.

☞ *Bierhefe* ist eine ideale Ergänzung bei vitaminarmer Kost. Sie reinigt die Haut und gibt dem Haar Glanz.

☞ Besonderen Glanz erhalten die Haare, wenn das Shampoo mit Apfelessig versetzt wird. Auf eine Flasche normaler Größe kommen sechs Teelöffel Essig.

☞ Goldblondes Haar erhält man, wenn man es mit Kamillentee wäscht, dem etwas Borax zugegeben wurde.

☞ Mattes Haar wird durch Spülungen mit Zitronensaft glänzend. Man nimmt auf einen halben Liter Wasser den Saft einer Zitrone. Zuvor muß das Haar natürlich gründlich gewaschen und vorgespült werden.

☞ In vielen Heilkräutern sind Substanzen enthalten, die auf das Haar eine kräftigende, nährende und pflegende Wirkung haben. Einige dieser Kräuter sind: Birke, Huflattich, Brennessel, Kamille, Arnika. Von einzelnen dieser Kräuter oder von Mischungen eine Abkochung herstellen und das Haar damit waschen und spülen.

☞ Blonde Haare erhalten Seidenglanz und einen feinen Duft, wenn man sie mit Kamillentee unter Zusatz einiger Tropfen Rosenwasser wäscht.

☞ Feines Haar wird zwei Stunden vor dem Waschen mit Olivenöl behandelt.

☞ Sprödes Haar behandle man mit Olivenöl. Vor dem Haarewaschen das Öl in die Kopfhaut einreiben und eine halbe Stunde einwirken lassen. Danach verrührtes

Eigelb mit einem Wattebausch auf die Haare auftragen und nach einer weiteren halben Stunde mit warmem Wasser gut ausspülen.

☞ *Trockene Haare werden mit Mayonnaise behandelt. Man läßt sie eine Viertelstunde einwirken und wäscht die Haare anschließend.*

☞ *Dünnes Haar mit Erdnußöl einreiben und vier Stunden bis zu einem halben Tag einziehen lassen. Danach gut ausspülen und waschen. Führen Sie diese Behandlung einmal pro Monat ca. sechs Monate lang durch, dann wird der Erfolg sichtbar.*

☞ *Die Haare glänzen und werden gestärkt, wenn vor der Kopfwäsche ein Eigelb, verrührt mit dem Saft einer halben Zitrone, in die Kopfhaut einmassiert wird.*

☞ *Die Brennessel belebt den Haarwuchs, bekämpft den Haarausfall und bringt Schuppen zum Verschwinden.*

☞ *Braune Haare kann man ohne Sorgen mit einem Aufguß aus trockenen Brennesselblättern einreiben: Eine Handvoll Blätter in einem Viertelliter Fruchtessig gut heiß 20 Minuten ziehen lassen.*

☞ *Für helles Haar ist ein Aufguß von Brennesselwurzeln vorzüglich geeignet: Eine Handvoll Wurzeln und eine Handvoll Majoran 14 Tage lang in einem Liter Branntwein oder Rum einweichen und in der Sonne stehen lassen.*

☞ *Gegen gespaltene Haare* hilft die folgende vorbeugende Behandlung: Die Haare mit alkalifreier Seife waschen und mit Boraxwasser nachwaschen. Den trockenen Haarboden mit Klettenwurzelöl einreiben und regelmäßige Kopfmassagen durchführen.

☞ *Gegen fettes Haar* hilft ausgezeichnet, wenn Sie nach jeder Haarwäsche die Haare mit Bier ausspülen. Das Bier darf aber nicht wieder herausgespült werden.

☞ *Regelmäßig bei jeder dritten bis vierten Wäsche* pflege man das fettige Haar mit dieser Kurpackung nach einem Rezept von der Oma: Man verquirle zwei *Eigelb* und ein Schnapsgläschen *Rum* gut miteinander. Diese Mischung in die Kopfhaut und Haare einmassieren. Nach 20 bis 30 Minuten den Kopf gründlich waschen, damit der Geruch auch verschwindet. Das Haar wird gesund und glänzend.

☞ *Gegen Schuppen* reibe man die Kopfhaut wöchentlich einmal mit Eigelb ein. Nach kurzem Eintrocknen wasche man mit lauwarmem Wasser ab.

☞ *Bei Kopfschuppen* wasche man den Kopf mit Boraxwasser und spüle gut nach.

☞ *Das einfachste Mittel gegen Kopfschuppen* sind Waschungen mit *Sodawasser* und Einreiben mit gutem Haaröl.

☞ *Selterswasser* dient als Haarfestiger. Man verwendet es einfach als letztes Spülwasser nach dem Waschen.

☞ Ein selbstgemachter *Haarfestiger* nach Großmutters Rezept: Man vermische einen Viertelliter warmes Wasser mit einem Teelöffel Honig und einem Spritzer Essig. Nach Belieben kann man auch noch einen Tropfen Duftöl dazugeben. Nach dem Waschen (keine Spülung machen!) verteile man diese Mischung im Haar, dann wie gewohnt abtrocknen.

☞ Ein Teelöffel *Zucker* oder Gelatine, in einer Tasse mit warmem Wasser aufgelöst, ergibt einen brauchbaren Haarfestiger.

☞ Sollte die Zeit für eine Frisur mit elektrischen Lockenwicklern nicht mehr ausreichen, kann man wie folgt eine *Schnellfrisur* herstellen: Das trockene Haar auf normale Lockenwickler aufdrehen und mit einem feuchten, warmen Tuch bedecken. Nach einigen Minuten das Tuch abnehmen und die Haare trocknen lassen.

☞ *Haarbürsten* wäscht man unter Schonung des polierten Holzes, wenn man letzteres vor dem Waschen mit Vaseline einschmiert, die sich nachher wieder leicht entfernen läßt.

☞ Haarbürsten säubert man vorteilhaft in kaltem Waser, dem man etwas *Salmiakgeist* beifügt. Kräftige Alaunlösung macht Borsten wieder hart.

☞ *Kämme* reinigt man nicht in Seifen-, sondern in Salmiakwasser. Man spült gut nach und läßt die Kämme an der Luft trocknen.

☞ *Haare* werden *gebleicht*, wenn sie nach dem Waschen mit Zitronensaft eingerieben werden. Ein Tuch um den Kopf wickeln und einwirken lassen, nicht wieder auswaschen.

☞ *Wenn* Sie zum Beispiel *Rosmarintee* mögen, dann brühen Sie gleich eine große Kanne auf und spülen mit dem abgeseihten Tee Ihr Haar. Rosmarin durchblutet die Kopfhaut und gibt brünettem Haar einen satteren Farbglanz.

☞ *Wenn* Sie *Kamillentee* kochen, sollten Sie auch hier an das Haar denken. Eine Kamillenspülung setzt Glanzlichter auf und hellt einen natürlichen Blondschimmer optisch auf. Gleichzeitig wirkt die „Allround-Pflanze" Kamille gegen Schuppen und fettendes Haar.

☞ *Wenn* Sie *Brennesseltee* probieren wollen (er schmeckt besser, als man denkt), so haben Sie gleichzeitig ein Stärkungskraut für die Haarwurzeln in der Teekanne (für Spülungen rechnet man jeweils einen Teelöffel pro Tasse) und ein bewährtes Bio-Mittel gegen Schuppen. Für blondes Haar ist Brennesseltee allerdings weniger geeignet.

☞ *Die* säuerlichen Fruchtessenzen, wie *Apfelessig* und *Zitrone* (jeweils verdünnt), haben sich, weil adstringierend, ebenfalls gegen Schuppen und Fett bewährt. Überdies ist verdünnter Zitronensaft ein natürlicher (und preiswerter) Haarfestiger.

☞ Wenn die Haare oft gewaschen werden, ist es am besten, wenn man einen Schnitt hat, der an der Luft trocknen kann. Zu häufiges F ö n e n strapaziert die Haare.

☞ Ein ausgezeichnetes K o p f w a s c h p u l e r (Shampoo) besteht aus neun Teilen doppelt kohlesaurem Natron und einem Teil Hirschhornsalz.

☞ Bei Kopfschuppen wäscht man die Haare mit L i n d e n b l ü t e n t e e .

☞ Zwischen den Haarwäschen mit S p e z i a l s h a m p o o die Kopfhaut öfter partienweise mit verdünntem Zitronensaft oder verdünntem Apfelessig betupfen. Dieses biologische Hausrezept desinfiziert und adstringiert. Natürlich gibt es auch eine fertige Emulsion mit Auszügen aus Hopfenblüte, Klettenwurzeln, Rizinusöl und Brennesseln.

☞ Das Haar ist empfindlich wie eine Mimose. Wenn man es zu scharf anfaßt, reagiert es sofort mit rauher S p r ö d i g k e i t . Vom Haar besonders übelgenommen werden Kämme, Bürsten, Haarspangen und Lockenwickler, die im wahrsten Sinne des Wortes „widerborstig" sind.

☞ L o c k e n w i c k l e r , die das Haar schonen, haben eine glatte oder samtbeschichtete Oberfläche, keine abstehenden Noppen, keine angesetzten Metallränder und keine Drahtpolster im Wicklerkanal.

☞ *Kämme* von haarpflegender Beschaffenheit sind leider teuer. Die aus Naturmaterialien, wie Schildplatt und Horn, möglichst handgefertigt, sind die haarfreundlichsten. Maschinell hergestellte Plastikware hat oft gezackte Schweißnähte, die das Haar verletzen.

☞ *Bürsten* von Topqualität erkennt man an den abgerundeten Borsten. Jedes einzelne Bürsten- oder Borstenhaar muß rundgeschliffen sein. Unter dieser Voraussetzung akzeptiert das Haar auch Neuzeitprodukte wie Plastik und Gummi.

☞ *Hundert Bürstenstriche* regen zwar sicherlich die Durchblutung der Kopfhaut an, transportieren aber gleichzeitig bei fettendem Haar zum Beispiel den Talg vom Ansatz bis in die Spitzen. Das gleicht also eher einer Verklebe- als einer Reinigungsaktion. Die hundert Bürstenstriche genießt wirklich nur ein sehr trockenes Haar.

☞ *Feine flüssige Haarbrillantine* kann man wie folgt selbst herstellen: Olivenöl mit Glyzerin zu gleichen Teilen mischen und etwas Kölnisch Wasser hinzufügen.

☞ *Herrenscheitel* liegt stets an, wenn man die Haare mit einer Mischung aus einem Teil Rizinusöl und neun Teilen 96prozentigem Weingeist einreibt.

☞ *Haarewaschen mit Regenwasser* gibt dem Haar den schönsten Glanz. Glänzend wie Seide wird das Haar, wenn man dem Spülwasser etwas Zitronensaft zusetzt.

☞ *Eine selbstgemachte Packung für strapaziertes Haar und gegen gespaltene Haarspitzen geht wie folgt: Man rühre zwei Eßlöffel Avocadoöl, einen Eßlöffel Rizinusöl sowie einen Teelöffel Rum und zwei Eier zu einer cremigen Mischung zusammen. Diese massiere man in das bereits vorgewaschene Haar und wickle ein Handtuch um den Kopf. Nach 20 bis 30 Minuten spüle man die Packung aus und wasche das Haar noch einmal mit Shampoo. Diese Pflege bei jeder dritten Haarwäsche anwenden. Bei sehr sprödem Haar bei jeder Wäsche anwenden.*

☞ *Als altes Hausmittel gegen sprödes und stumpfes Haar bekannt ist eine sogenannte Eipackung. Das geschlagene Ei muß man im Haar gut verteilen, ca. eine halbe Stunde einwirken lassen und hinterher mit lauwarmem Wasser gründlich ausspülen.*

☞ *Trockenes Haar soll man nicht so oft waschen. Um Brechen zu vermeiden, soll man es auch wenig der Sonne aussetzen.*

☞ *Das Haar bleibt länger duftig und lose, wenn man nach dem Waschen Eiweiß zu Schaum schlägt und etwas davon in das Haar gibt.*

☞ *Lange Haare kann man nach dem Waschen besser entwirren, wenn man dem letzten Spülwasser etwas Weinessig zufügt.*

☞ *Das Braunfärben der Haare gelingt völlig un-schädlich durch frischen Preßsaft von grünen Walnuß-schalen und -blättern. Die Haare nach Entfetten gut mit dem Saft durchkämmen.*

Großmutters Ratschläge
für die Augen

☞ Täglich abends vor dem Schlafengehen mit Lanolin, in das ein paar Tropfen süßes Mandelöl gegeben wird, bis eine Creme entsteht, die A u g e n f a l t e n eincremen und die Creme ein wenig einklopfen. Bei längerer Behandlung hilft dieses Rezept.

☞ Gegen unschöne T r ä n e n s ä c k e hilft eine Mischung aus Eischnee, dem man etwas Kaffeesatz zufügt. Die Mischung auftragen, einwirken lassen und mit lauwarmem Wasser abwaschen.

☞ R i n g e unter den Augen werden mit einer Scheibe Salatgurke, die man auf jedes Auge legt, gelindert. Oder einen Wattebausch in Kamille tränken und auf die Augen legen; die Augen entspannen sich, und Schatten sowie rote Ränder verschwinden.

☞ Bei F ä l t c h e n um die Augen hilft folgendes Mittel: Einen Eßlöffel Kaffeesatz und einen Eßlöffel normale Hautcreme vermischen, um die geschlossenen Augen rundum verteilen, 15 Minuten einwirken lassen und mit warmem Wasser abspülen.

☞ Hilfe bei g e r ö t e t e n A u g e n bietet folgendes Mittel: Man legt einen tiefgekühlten Wattebausch auf jedes Auge und ruht einige Minuten. Die Augen sehen dann sofort frisch aus.

☞ S t r a h l e n d e A u g e n erhält man wie folgt: Man füllt einen Gazebeutel mit gekochten Kamillen und legt diesen, nicht zu heiß, zehn Minuten auf die geschlossenen Augen.

☞ Wenn man die Augen mit *schwarzem Tee* wäscht, werden sie schön glänzend.

☞ Schöne, wache Augen erhält man durch Wattekompressen mit lauwarmer *Milch*. Nach zehn Minuten spüle man die Augen mit Wasser ab.

☞ *Lange Wimpern* erhält man, wenn man sie jeden Abend mit Rizinusöl bestreicht.

☞ Schöne *Augenbrauen* erhält man, wenn man sie wie das Haar pflegt und bürstet. Über Nacht kann man sie ruhig mit ein wenig Brillantine einreiben, die man am Morgen wieder abreibt.

☞ Zur Verschönerung der Augenbrauen fährt man mit einem kleinen *Bürstchen* von innen nach außen über die Brauen. Dadurch werden sie glatt, glänzend und behalten eine schöne Form.

☞ Schwach ausgebildete Augenbrauen verstärkt man durch tägliches Ausstreichen nach dem Strich abends mit *Lanolin*. Sowohl massieren als auch zupfen.

☞ Bei *entzündeten Augen* helfen lauwarme Kompressen mit Kamillentee.

☞ Bei überanstrengten Augen nützen Kompressen mit Borwasser.

☞ Bei Tränensäcken hilft folgendes Rezept: Teebeutel zehn Minuten ziehen lassen und nach dem Abkühlen auf die Augen legen.

☞ Die Augenwimpern werden strahlend, wenn man ein kleines, weiches Bürstchen mit etwas Creme einfettet und damit die Wimpernhaare bürstet (die oberen nach unten und die unteren nach unten).

☞ In den meisten Fällen sind Augenringe auf Vitaminmangel (Vitamin B2) zurückzuführen. Reichlicher Genuß von Karotten, Milch, Zitrusfrüchten beziehungsweise Zitrussäften, Käse, Eiern und Früchten wird in diesen Fällen helfen.

☞ Eine Eigelbmaske hilft gegen Erschlaffung der Augenpartie und gegen Augenfältchen. Etwas Eigelb mit Mandelöl anrühren. Geben Sie eine Prise Borax und ein paar Tropfen Zitronensaft dazu. Ca. 10 bis 15 Minuten einwirken lassen, dann mit warmem Wasser entfernen.

☞ Fältchen an den Augenpartien behebt man durch leichtes Massieren mit Olivenöl.

☞ Um ermüdeten Augen wieder Frische und Glanz zu verleihen, füllt man ein Gazebeutelchen mit gekochten Kamillen und legt es, nicht zu heiß, einige Zeit *auf die geschlossenen Augen. Auch eine kleine Gymnastik tut gut, bei der man die Augäpfel im Kreise bewegt, zuerst bei geöffneten und dann bei geschlossenen Augen.*

☞ *Zur Augenpflege dient auch Kornblumenwasser. Geben Sie eine gute Handvoll Kornblumenblüten in einen halben Liter kochendes Wasser. Lassen Sie sie einige Minuten lang ziehen. Dann filtern Sie das Ganze und baden Ihre Augen mit in die Lösung getauchten Kompressen.*

☞ *Es gibt eine Reihe desinfizierender Pflanzen für die Augen: Wegerich, Rose, Tee, Petersilie und Kerbel. Eine Kompresse aus Lindenblütenaufguß beseitigt Ringe unter den Augen. Die Kamille kann bei häufiger Anwendung das Auge leicht reizen, daher sollte man sie lieber abwechselnd mit den anderen Pflanzen gebrauchen.*

☞ *Bei müden, entzündeten und tränenden Augen wirken Augenkompressen oder Augenbäder mit Augentrost, Kamillen- oder Fencheltee lindernd.*

☞ *Tränensäcke oder Schwellungen an den Augen können Zeichen einer organischen Störung sein. Wenn die Augen plötzlich anschwellen, einen Arzt aufsuchen. Oft helfen aber schon ausreichend viel Schlaf und Bewegung an frischer Luft, gesunde Ernährung sowie der Verzicht auf übermäßigen Zigaretten- und Kaffeegenuß, diesen Schönheitsfehler zu beseitigen.*

☞ *Wenn die Augen zu weit auseinanderstehen, lassen Sie sie enger erscheinen, indem Sie von den äußeren Enden der Augenbrauen einige Haare entfernen.*

☞ *Wenn Ihre Augen geschwollen sind, schneiden Sie dicke Scheiben von einer kalten Avocado ab und legen die passenden Halbkreise unter jedes Auge. Legen Sie sich hin und warten Sie, bis die Schwellung verschwunden ist. Runde Gurkenscheiben sind genauso wirksam.*

☞ *Entlasten Sie Ihre Augen alle zwanzig Minuten, wenn Sie Schreibarbeit zu leisten haben, und schauen Sie für etwa eine Minute in die Ferne. Das entspannt die Augenmuskeln.*

☞ *Vitamin-A-Mangel kann Lichtempfindlichkeit und ein schlechtes Sehvermögen in der Dämmerung verursachen. Hier helfen Vitamin-A-haltige Speisen.*

☞ *Bei starkem Sonnenlicht im Gebirge und am Strand unbedingt eine Sonnenbrille tragen. Wer sich nicht daran hält, könnte eine unangenehme Bindehautentzündung bekommen.*

☞ *Massage gegen müde Augen: Durch sanften Druck, durch Kreisen mit den aufgesetzten Fingerspitzen wird die Nasenwurzel massiert. Das bekämpft dazu noch Kopfschmerzen und aktiviert das ganze Nervensystem. Diese Massage muß besonders aufmerksam und zart ausgeführt werden.*

☞ *Gegen Kopfschmerzen, Müdigkeit, usw. hilft folgende* **Augengymnastik** *: Man klimpere so schnell wie möglich mit den Wimpern, erst mit beiden Augenlidern, dann abwechselnd, oder man kneift ein Auge zu und blickt mit dem anderen schnell abwechselnd ins Licht und wieder auf den Boden, dann das andere Auge.*

☞ *Wenn man kleine Augen oder überhängende Lider hat, kann man die* **Augen** *zur Augengymnastik so weit wie möglich* **aufreißen** *, sechs Sekunden geradeaus starren, dann entspannen.*

☞ *Eine Übung zur Augengymnastik: Man setzt die* **Fingerspitzen** *von unten her dicht, jedoch behutsam unter den Brauen auf. Jetzt schiebt man die Fingerspitzen ein wenig hoch, man muß einen bequemen Halt finden. Man bewegt gegen Widerstand die Augenlider nach unten. Wenn die Augen hinter den Lidern nach unten schauen, verstärkt man die Anstrengung. Sechs Sekunden in dieser Stellung ausharren.*

☞ *Wenn* **Augenfältchen** *auftreten, kneift man kurz und kräftig die Augen zusammen. Dann aufreißen und entspannen.*

☞ **Müde Augen** *erholen sich, wenn Sie die Augen bei geschlossenen Lidern eine Acht schreiben lassen. Auch wenn Sie ab und zu den Blick von der Arbeit weg auf einen fernen Punkt richten, tut das überanstrengten Augen gut.*

☞ *Feuchtigkeitsmasken, die nicht antrocknen, können auch in der Augenumgebung aufgetragen werden. Wenn die Maske straffend ist, muß die Haut um die Augen unbedingt frei bleiben.*

☞ *Ein gutes Augenwasser ist fast kaltes Wasser, in dem man etwas Salz löst.*

Großmutters Ratschläge für Lippen und Zähne

☞ Kleine Lippenbläschen zerdrücken, so daß sie platzen und auslaufen, und mit etwas 4711 auftupfen. Das schmerzt zwar im Moment, erspart aber eine endlos lange Krankheitszeit und verhilft zu schneller Heilung.

☞ Wenn Sie merken, daß sich bald ein Bläschen an der Lippe bilden wird, reiben Sie die Stelle mehrere Male am Tag mit einem Stück Zitrone ab. Das verhindert das Aufblühen.

☞ Aufgesprungene Lippen bestreicht man mit Sahne oder ungesalzener Butter.

☞ Ein altes Heilmittel gegen rissige, rauhe Lippen ist Kakaobutter, die so oft wie möglich in die zarte Lippenhaut massiert wird.

☞ Wenn blasse Lippen wieder rot werden sollen, massiere man diese mit einer Zahnbürste, oder man presse eine Scheibe Zitrone auf die Lippen.

☞ Bei glatten Lippen ein- bis zweimal wöchentlich (am Anfang einige Male mehr) die Lippen mit etwas Honig dünn einstreichen.

☞ Spröde Lippen täglich dick mit Honig bestreichen. Am besten abends – damit er gut einziehen kann.

☞ Schöne rote Lippen bekommt man, wenn man sie öfter mit einer Zahnbürste und Salz massiert. Hinterher mit einer Hautcreme oder Glyzerin eincremen.

☞ *Lippen glänzen*, wenn man über den Lippenstift sehr dünn V a s e l i n e aufträgt.

☞ *L i p p e n s t i f t* probiert man an der Innenseite des Handgelenks aus, weil dort die Haut ähnlich fein wie die der Lippen ist.

☞ *So hält der L i p p e n s t i f t :* Reiben Sie mit einem Eiswürfel darüber; er wird die Farbe festigen. Oder streichen Sie mit einem Fettstift über den Lippenstift.

☞ *In den Sommermonaten oder im Schnee* bekommt die zarte Lippenhaut einen Hauch P f l e g e b a l s a m mit Lichtschutzfaktor. Dann wird die Lippenform mit einem Konturenstift vorgezeichnet und mit Lippenstift ausgefüllt.

☞ *Lippen* sollten bei großer Sonnenbestrahlung gut mit F e t t c r e m e und Sonnenschutzstift eingeschmiert werden.

☞ *Bei s c h m a l e n L i p p e n* werden die Konturen des Mundes mit einem weißen Lidstrich nachgezeichnet. Auf diese Weise erscheinen Lippen ausdrucksvoller.

☞ *Der Mund erscheint natürlicher*, wenn man zuletzt noch einen farblosen F e t t s t i f t über den normalen Lippenstift aufträgt. Das schützt auch vor rauhen, spröden und rissigen Lippen.

☞ *Neue Zahnbürsten* stellt man vor Gebrauch einen Tag mit den Borsten ins Wasser, was sich sehr gut auf ihre Haltbarkeit auswirkt.

☞ *Zähneputzen* kann man auch wirksam – falls keine Zahncreme zur Hand ist – durch das Essen eines Apfels.

☞ *Zähne* werden schön weiß, wenn man sie öfter mit *Kalmus* abreibt. Auch das Essen frischer Pflaumen bekommt den Zähnen wie dem Körper gut.

☞ *Gesunde Zähne* sind für eine geregelte Verdauung von größter Wichtigkeit. Kranke Zähne sind oft eine gefährliche Krankheitsquelle für Magenleiden und Rheuma.

☞ *Gegen wundes und blutendes Zahnfleisch* ist der Saft der schwarzen Johannisbeere sehr gut. Bei starkem Zahnschmerz dabei einen Zahnarzt aufsuchen.

☞ *Nach dem Zähneputzen* ist zum Desinfizieren des Mundes ein sorgfältiges Spülen mit einem Absud von *Eukalyptus* zu empfehlen.

☞ *Schöne Zähne* erzielt man durch Zähneputzen mit warmem *Salbeitee*. Gleichzeitig festigt der Salbeitee das Zahnfleisch.

☞ *Blendend weiß* werden die Zähne, wenn man sie gelegentlich mit *Kochsalz* putzt, das man wie Zahnpulver auf die feuchte Zahnbürste nimmt; nachspülen!

☞ *Gegen gelbe Zähne (durch Nikotin) hilft Zähneputzen mit Salz (einmal pro Woche). So bleiben die Zähne wieder eine Zeitlang weiß.*

☞ *Strahlend weiße Zähne bekommt man, wenn man auf die Zahnbürste eine zerdrückte Erdbeere streicht und dann die Zähne damit putzt.*

☞ *Zwischenräume zwischen den Zähnen reinigt man, indem man einen straffgespannten Seidenfaden, den man zwischen Zeigefinger und Daumen hält, hin und her bewegt.*

☞ *Ein gutes, billiges Mundwasser kann man sich selbst herstellen aus einem Teil Arnikatinktur und drei Teilen Wasser.*

☞ *Übelriechender Atem wird behoben, wenn man mit einer starken Abkochung von Zinnkraut den Mund spült.*

☞ *Um einen wohlriechenden Atem zu erhalten, läßt man ein Stückchen Zucker mit zwei bis drei Tropfen Lavendelöl langsam im Munde zergehen.*

☞ *Ein gutes Zahnwasser bereitet man sich durch Auflösen von drei Körnchen übermangansaurem Kali in einem Glas Wasser; dies bekämpft auch üblen Mundgeruch.*

☞ Reiben Sie Ihre Zähne mit ausgepreßten Zitronen-schalen ein (sofern Sie sie nicht für Hände und Gesicht brauchen); das macht die Zähne weiß und kräftigt das Zahnfleisch. Auch ein mit der Schale verspeister Apfel, in den Sie herzhaft hineinbeißen sollten, hat die gleiche Wir-kung. Er desinfiziert die Zähne und massiert das Zahn-fleisch. Abends vor dem Zubettgehen sollten Sie daran denken, anstatt kariesfördernde Bonbons zu lutschen!

☞ Spannung im Kiefer lösen Sie wie folgt: Öff-nen Sie den Mund und massieren Sie sorgfältig die Kiefer-muskulatur. Eine Minute lang entspannen.

☞ Die Zahnbürste sollte so aufgestellt sein, daß sie von der Luft getrocknet wird und das Wasser ablaufen kann. Erneuern Sie alle zwei Monate die Zahnbürste.

☞ Mundgeruch kann man auch durch Mitbürsten der Zunge beim Zähneputzen verhindern.

☞ Mundgeruch wirkt abstoßend. Wenn Sie gegen die vorgehaltene Hand atmen und den Luftstrom durch die Nase wieder einsaugen, können Sie den eigenen Mundge-ruch kontrollieren. Wer auch unterwegs gegen Mundge-ruch etwas tun will, kann Pfefferminzbonbons verwenden.

☞ Menschen mit guten Zähnen sind kräftiger als solche mit schlechten Zähnen. Man vermeide zu heiße oder zu kalte Speisen.

☞ *Zahnstocher* sind bei weitem nicht so wirkungsvoll wie die Zahnseide, um Speisereste zwischen den Zähnen herauszuholen. Außerdem können die Stocher dem Zahnschmelz schaden und das Zahnfleisch verletzen.

☞ *Das Zahnputzglas* sollte täglich mit Spülmittel gewaschen werden, damit sich keine Bakterien bilden.

Großmutters Ratschläge
für die Hände

☞ *Gegen* r a u h e H ä n d e *gebe man einen halben Tee-löffel Zucker auf die Handfläche und gieße etwas Babyöl darüber, reibe die Mischung ein paar Minuten kräftig in die Haut und wasche dann mit Seife nach.*

☞ *Gegen* s p r ö d e H ä n d e *hilft ein wöchentliches lauwarmes Olivenölbad, ebenso gegen rissig gewordene Hände. Das Öl gut einmassieren.*

☞ *Rauhe Hände bade man zwei- bis dreimal wöchent-lich in warmer* M i l c h. *Die Rötungen verschwinden.*

☞ *Rauhe Hände werden wieder zart, wenn man sie täg-lich mit einer Mischung aus gleichen Teilen* G l y z e r i n, Z i t r o n e n s a f t *und* H o n i g *einreibt.*

☞ *Rauhe Hände soll man öfter mit* B o r a x w a s s e r *waschen. Man kann sie auch mit Olivenöl einreiben.*

☞ *Gegen rauhe, rissige und schuppige Hände hilft es, sie mit* M e l k f e t t *einzureiben.*

☞ *Gegen rauhe Hände hilft folgendes Mittel: Eine Handvoll* H a f e r f l o c k e n *mit kochendem Wasser übergießen, eine Weile ziehen lassen und die Hände darin baden.*

☞ *Gegen rauhe Hände hilft Großmutters selbstzuberei-teter* B a l s a m: *20 Gramm Mandelöl, 30 Gramm reines Glyzerin, 50 Gramm Zitronensaft, 20 Gramm Kölnisch*

Wasser in eine Flasche füllen und sorgfältig durch Schütteln vermengen. Mehrmals täglich kleinere Mengen davon in die Hände einmassieren.

☞ *Aufgesprungene Hände behandelt man, indem man sie täglich einige Male mit einer Mischung aus Glyzerin und Zitronensaft abwäscht, die man gut in die Haut einziehen läßt.*

☞ *Um die Hände bei der Gartenarbeit zu schonen, reibe man sie vorher mit Glyzerin ein.*

☞ *Wenn die Hände vom Walnuß-, Kartoffel- oder Äpfelschälen schmutzig geworden sind, reinigt man sie durch Abreiben mit saurem Obst, Essig oder Zitronensaft.*

☞ *Eine kleine Menge Puderzucker, durchfeuchtet mit etwas Zitronensaft, entfernt hartnäckige Nikotinflecken an den Händen und macht rauhe Hände wieder weich.*

☞ *Bevor man Zwiebeln, Rotkohl oder ähnliches schneidet, fettet man sich die Hände ein wenig mit Öl ein. So nehmen sie weder Farbe noch Geruch an.*

☞ *Fleckigwerden der Hände, besonders in der Einmachzeit, wird vermieden, wenn man die Hände vor Aufnahme der Arbeit mit Essig einreibt und wieder trocken werden läßt. Sie nehmen dann keine Farbe an.*

☞ *Unangenehmer Zwiebel-* und *Fischgeruch* an den Händen wird schnell beseitigt, wenn man die Hände mit feuchtem Salz abreibt.

☞ *Schlechter Geruch* an den Händen verschwindet durch Spülen mit *übermangansaurem Kali.*

☞ *Feuchte Hände* wäscht man täglich dreimal in einer Alaunlösung und reibt sie dann mit Franzbranntwein ab. In der Nacht kann man auch mit Salizylpuder eingestreute Handschuhe tragen.

☞ *Bei schweißigen Händen* nachts Handschuhe, die innen mit Talkum bestreut sind, anziehen.

☞ *Waschungen mit Kampferspiritus* sind gut gegen schweißige Hände.

☞ *Damit die Hände weiß bleiben,* wasche man sie jeden Abend mit *Brennesselwein* nach folgendem Rezept: Eine halbe Handvoll gut geschnittener Wurzeln zehn Minuten in einem Liter Weißwein kochen lassen, ein Glas Weinessig dazutun und ebenfalls kochen lassen.

☞ *Weiße, gepflegte Hände* erhält man, wenn man die Hände abends mit *Glyzerin* einreibt und für die Nacht Waschlederhandschuhe überzieht.

☞ *Rote Hände* entstehen durch starken Temperaturwechsel. Hände gut abtrocknen und nicht von kaltem in heißes Wasser stecken.

☞ *Rote, häßliche Hände* verhindert man, wenn man das *Aufwaschwasser* nicht kochend nimmt, sondern nur mäßig heiß.

☞ *Rote Hände* werden weiß, wenn man sie oft mit dem Brei von mehligen *Kartoffeln* einreibt.

☞ *Rote Hände* werden schneeweiß, wenn sie mit einer Mischung von *Schwefelmilch* und *Kampferspiritus* eingerieben werden; hinterher sind sie einzufetten.

☞ *Schweißige Hände* wäscht man in lauwarmem Wasser, dem man einige Körnchen *Alaun* zusetzt. Seife darf nicht benutzt werden.

☞ *Schwielige Hände* werden geschmeidig durch Waschen mit rauher Bimssteinseife. Nach dem Waschen eincremen.

☞ *Uhu-Flecken* an Händen nicht wegkratzen, sondern die Stelle mit Nagellackentferner aufweichen, bis sich der Klebstoff löst.

☞ Wenn Ihre Hände sehr schnell rauh und spröde werden, sollten Sie sie ganz regelmäßig eincremen. Zusätzlich machen Sie für die strapazierte Haut einmal in der Woche *eine reichhaltige Maske. Dafür pürieren Sie eine Avocado und vermischen sie mit Milch, so daß es eine dicke Paste ergibt. Damit bestreicht man die Hände. Nach 10 bis 15 Minuten abwaschen, gut abtrocknen und wie gewohnt mit einer Handcreme pflegen.*

☞ *Gerade im Winter sind die Hände oft schrecklich spröde und trocken. Dann wirkt ein Brei aus Haferflokken wahre Wunder: Dafür übergieße man eine Handvoll Haferflocken mit einem halben Liter kochendem Wasser. Mit dieser Masse, die man natürlich zuerst abkühlen läßt, mindestens 10 Minuten lang die Hände einreiben und massieren. Danach kurz mit kaltem Wasser abspülen, gründlich abtrocknen und gut mit einer Handcreme nachcremen. Diese Kur ca. zweimal pro Woche anwenden.*

☞ *Bei kalten oder müden Händen ca. fünf Minuten lang jede Hand von den Fingerspitzen zur Handfläche streichen.*

☞ *Bei Gartenarbeiten passiert es häufig, daß sich Schmutz oder intensive Farbstoffe auf dem Gemüse in den Handrillen und unter den Fingernägeln hartnäckig festsetzen. Man kann sich davor weitgehend schützen, wenn man zum Beispiel vor dem Putzen von Rotkohl, Schwarzwurzeln oder Obst die Hände mit Zitrone einreibt. Außerdem sollte man im Badezimmer stets eine halbe Zitrone griffbereit haben und nach dem Waschen die Fingernägel einen Augenblick hineinstecken.*

☞ *Brüchige Fingernägel* werden wieder fester und brechen nicht mehr so leicht, wenn sie täglich eingefettet und für einige Minuten in warmem Olivenöl, angereichert mit Zitronensaft, gebadet werden.

☞ *Schöne und harte Fingernägel* bekommt man mit folgender Methode: Eierschalen trocknen und mit dem Mörser (oder Löffel) pulverisieren. Jeden Tag dem Frühstück eine Messerspitze von dem Pulver beigeben.

☞ Für die Fingernägel ist es gut, sie zweimal wöchentlich in *Schmierseife* zu tauchen, dadurch werden sie härter und bekommen einen natürlichen Glanz.

☞ Bei spröden, brüchigen Fingernägeln bade man die Hände in lauwarmem, mit *Mandelkleie* versetztem Wasser, trockne sie ab und creme sie mit lanolinhaltiger Hautcreme ein.

☞ Brüchige Fingernägel bade man abends in heißem *Eichenrindentee* und reibe sie anschließend mit lanolinhaltiger Salbe ein.

☞ Vor grober *Schmutzarbeit* krallt man die Fingernägel in Seife, dann sind sie hinterher leicht zu reinigen.

☞ Gegen *rissige Nagelhaut* hilft folgendes Mittel: Mandel- oder Olivenöl wird im Wasserbad erwärmt. Man tauche die Fingerspitzen zehn Minuten lang hinein und massiere danach das Öl gut ein.

☞ *Gelackte Fingernägel* wirken unfein, wenn der Lack bricht; darum ist es besser, wenn man die Fingernägel poliert.

☞ *Fingernägel*, die durch Chemikalien oder Schmutz unansehnlich geworden sind, bürste man mit *Wasserstoffsuperoxyd*.

☞ *Brüchige Fingernägel* werden wieder fest, wenn man sie mehrmals mit einer aufgeschnittenen *Zwiebel* einreibt.

☞ *Eingewachsene Nägel* beseitigt man, indem man sie mit einem ölgetränkten Läppchen umbindet. Schon am nächsten Morgen sind sie so weich, daß man sie bequem abschneiden kann.

☞ *Ein billiges und hervorragendes Nagel-Polierpulver* ist *Zinkoxyd*. Etwas davon auf den Handballen streuen und daran die Nägel der anderen Hand polieren.

☞ *Nagelbürsten*, deren Borsten mit unverbrauchter Seife verklebt sind, weiche man einige Stunden in Salzwasser ein. Ein Eßlöffel Salz auf einen Viertelliter Wasser genügt.

☞ *Nagelfeilen* brauchen auch Pflege. Um den Staub aus den feinen Metallrillen zu entfernen, klebe man einen Pflasterstreifen auf, drücke ihn fest und reiße ihn mit einem Ruck wieder von der Reibfläche. Die Feile ist dann wieder sauber und scharf.

☞ *Beim Zurückschieben der Nagelhaut unbedingt nur einen Holz- oder Kunststoffstab verwenden.*

☞ *Bei lockeren Nägeln fehlt Eisen.*

☞ *Arg verschmutzte Fingernägel in warmem Wasser, dem Haarshampoo zugesetzt wurde, baden oder mit Wollwaschmittel waschen.*

☞ *Verwenden Sie den Nagellack höchstens einmal pro Woche, damit die Nägel nicht austrocknen und keine Risse entstehen.*

☞ *Vor dem Schwimmen sollte man die Nagelhaut schützen, indem man sie mit einer fetten Creme einreibt.*

☞ *Dünne, rissige Nägel können Anzeichen sein, daß Ihr Körper Kalk, Eiweiß oder Schwefel braucht.*

☞ *Richtiges Feilen und Polieren geht folgendermaßen: Machen Sie lange, reibende Bewegungen, immer nur in eine Richtung. Das Hin und Her schädigt den Nagel. Polieren Sie nur mit wenig Druck von der Nagelhaut zur Fingerspitze. Ihre Fingernägel bleiben länger und kräftiger, wenn Sie die Seitenkanten gerade abfeilen und nur die Spitze abrunden.*

☞ *Bevor Sie eine neue Nagelfeile benützen, schmirgeln Sie die rauhe Fläche vorher ab, da die neue Feile sehr scharfkantig ist.*

☞ *Nagelhaut sollte man nie abschneiden.*

☞ *Spröde Nägel sind Anzeichen dafür, daß Ihrem Körper Vitamin C fehlt.*

☞ *Haben Sie brüchige Nägel, bei allen „Wasserarbeiten" Gummihandschuhe tragen. Täglich die Nägel fünf Minuten in angewärmtem Olivenöl baden! Papierfeile benutzen und nur in eine Richtung und nicht zu tief in die Ecken feilen. Bei schon angegriffenen Nägeln einen Tropfen weißes Jod ins Nagelbett einmassieren.*

☞ *Schmutzarbeit muß man den Händen nicht ansehen. Gewöhnen Sie sich daran, bei der Hausarbeit Gummihandschuhe anzuziehen. Gönnen Sie Ihren Händen häufiger eine Handcreme. Sparsamkeit ist bei Handcreme fehl am Platz. Beim Eincremen sollten Sie die Hände und Finger massieren. Bei durch Kälte oder Hausarbeit strapazierten Händen hilft Kleie. Füllen Sie einen Topf mit Kleie, stecken Sie Ihre Finger hinein und massieren Sie die Hände mit der Kleie. Sie werden sehen, daß die Hände wieder zart werden.*

☞ *Druckstellen von Schreibstiften entfernt man durch leichtes Abrubbeln mit Bimsstein.*

☞ *Man sollte sich vornehmen, wöchentlich Zeit für eine Maniküre zu haben. Sie benötigen ein Schüsselchen für das Handbad (mit warmem Seifenwasser gefüllt), Handcreme, Nagelbürste, Holzstäbchen zum Zurück-*

schieben der Nagelhaut, wenn nötig Nagelhautentferner-
flüssigkeit und Nagelhautzange, Nagellackentferner,
Grund-, Haupt- und eventuell Decklack, Sandpapierfeile.
Zuerst Nagellack entfernen, Nägel mit der Feile kürzen,
Nägel in dem Seifenwasser drei Minuten baden und reinigen. Nun läßt sich die Nagelhaut mit Hilfe des Holzstäb-
chens mühelos zurückschieben. Vorsicht! Durch Verlet-
zungen des Nagelbettes können Entzündungen entstehen.
Nun bürstet man die Hände und Nägel kräftig durch und
massiert diese mit einer guten Handcreme.

Großmutters Ratschläge für die Schönheitspflege mit Kräutern und Ölen

☞ *Um Tränensäcke unter den Augen sowie Ringe um die Augen und Rötungen zum Verschwinden zu bringen, gibt es nichts Besseres als Kompressen, getränkt in einem starken Absud von Schwarzem Tee. Zum Erzielen einer besseren oder schnelleren Wirkung legen Sie kalte und warme Kompressen im Wechsel auf.*

☞ *Wenn Sie die während Ihrer Ferien gewonnene Sonnenbräune lange erhalten wollen, verhelfen Ihnen Anwendungen starker Teeaufgüsse dazu.*

☞ *Spülen Sie Ihr Haar gleichmäßig mit einem starken Teeaufguß. Sie verbergen damit die ersten weißen Haare und geben Ihnen einen schönen Glanz.*

☞ *Die adstringierende und belebende Wirkung des schwarzen Tees verengt vortrefflich die Poren fetter Haut und erhöht die Spannkraft der empfindlichen und erschlafften Haut. Sprühen Sie dazu einen kalten Teeaufguß auf Ihre Haut.*

☞ *Wenn Sie den Kopf kräftig mit einer Salbeitinktur mit dem Zusatz der gleichen Menge an Rum einreiben, bekämpfen Sie wirkungsvoll den Haarausfall.*

☞ *Eine Salbeitinktur stellen Sie wie folgt her: Die trockenen Blätter in fünfmal größerer Menge von 90prozentigem Alkohol 10 bis 15 Tage lang einweichen. Ein Kaffeelöffel dieser Tinktur in etwas Zuckerwasser verringert starkes Schwitzen. Wenn Sie zu feuchten Händen* neigen, nehmen Sie regelmäßig Handbäder in einem Absud von Salbei (eine Handvoll auf ein Liter Wasser).

☞ Ein Absud von Salbei als lauwarme Kompresse erhöht die Spannkraft von schlaffer und empfindlicher Haut und beseitigt Hautrötungen. Eine große Handvoll Salbei, in Kölnisch Wasser eingeweicht, ergibt ein ausgezeichnetes Toilettenwasser, das die Haut ruhig und hell macht (ein Suppenlöffel voll in das Reinigungswasser).

☞ Zum Entspannen Ihres Gesichtes trinken Sie jeden Abend einen guten Aufguß von Melisse. Mit dem Rest des Aufgusses machen Sie eine Kompresse auf das Gesicht.

☞ Gegen schlechten Mundgeruch trinken Sie während des Tages einen Aufguß aus einer Fingerspitze der Blütenkronen der Melisse in einem halben Liter Wasser.

☞ Der Hauptbestandteil der Melisse, das erfrischende und nach Zitronen schmeckende Öl, ist besonders wirksam bei Behandlungen unausgeglichener, seborrhoeischer Haut. Man macht Kompressen und Besprühungen.

☞ Bei einem Vollbad mit Melisse erhält die Haut wieder ihr Gleichgewicht und ihre Natürlichkeit zurück.

☞ Kamille macht blonde Haare leuchtend hell und pflegt die Kopfhaut (eine Handvoll Kamille eine Viertelstunde in zwei Liter Wasser kochen, dann durchseihen).

☞ *Zur Beruhigung von müden und gereizten A u g e n , zur Behandlung von Bindehautentzündung und zur Verbesserung geschwollener Augenlider Bäder nehmen oder Umschläge mit einem Absud von Kamillenblüten durchführen (fünf Blumenköpfe auf eine Tasse).*

☞ *Denken Sie auch an die Schönheit Ihres Gesichtes: Hellen Sie Ihren T e i n t auf, reinigen und stärken Sie Ihre Oberhaut, indem Sie auf Ihr Gesicht warme Kompressen auftragen, die Sie in folgender Mischung angefeuchtet haben: Fünf bis sechs Kamillenköpfe, eine Fingerspitze Salbei, eine Fingerspitze Linde, eine Fingerspitze Rosmarin auf einen Liter weiches Wasser.*

☞ *Die Kamille ist eine Wunderblume. Schon im Altertum erkannte man ihre heilsame Wirkung gegen viele Krankheiten und nannte sie deshalb „die gute Blume". Kamillendämpfe: Über zwei Eßlöffel Kamillenblüten und -kraut gießen Sie kochendes Wasser. Wenn Sie sich tief genug über die Schüssel beugen, können Sie mit einem großen Tuch über dem Kopf die heilsamen Kamillendämpfe einfangen. Das ist der wirksamste Kampf gegen M i t e s s e r und P i c k e l . Die Kamillendämpfe reinigen die Poren und geben der Haut ein frisches Aussehen. Allmählich verschwinden die hartnäckigsten Pickel, die sich auf verstopften Poren niederließen. Nach dem Dampfbad können Sie Mitesser mühelos ausdrücken. Nach der*

Dampfeinwirkung sollte man die Poren mit kaltem Wasser schließen.

☞ *Ein Aufguß von R o s m a r i n , als Kompresse aufgetragen, bringt verquollene Tränensäcke sowie angeschwollene Knöchel wieder in Ordnung. Wenn Sie den Kopf damit einreiben, stärken Sie dadurch die Kopfhaut. Fein auf die Gesichtshaut gesprüht, erhöhen Sie die Spannkraft der welk gewordenen Haut im Gesicht und am Hals.*

☞ *Rosmarin, mit Malve gemischt, einweichen, dann als heiße Kompresse zweimal in der Woche auftragen. Damit verschwinden die Spuren der Müdigkeit im Gesicht ausgezeichnet, besonders bei empfindlicher und ausgetrockneter H a u t . Sie bekommen damit wieder eine frische Haut.*

☞ *Einen L a v e n d e l a u f g u ß verwendet man als Kompresse oder zum Besprühen wegen seiner beruhigenden und leicht einschläfernden Eigenschaften. Er ist speziell angebracht bei einer durch Kälte, Wind und Sonne entzündeten Haut. Der Lavendel stärkt die Kopfhaut durch Einreibungen: Eine Handvoll Blüten in einem halben Liter Alkohol von 45 Prozent einweichen.*

☞ *T o i l e t t e n w a s s e r aus Lavendel besitzt einen kräftigen und angenehmen Geruch. Die Männer schätzen seinen besonderen, diskreten Duft.*

☞ Ein Aufguß aus Lavendel, gemischt mit Minze und Salbei (eine Fingerspitze von jeder Pflanze), vertreibt die M ü d i g k e i t und entspannt die Gesichtszüge.

☞ Um Schwellungen eines Knöchels, der Schenkel oder der Augenlider zu bekämpfen und um sich eine jugendliche Erscheinung zu erhalten, einen Aufguß zubereiten aus jeweils zwei Fingerspitzen F e n c h e l w u r z e l n , Quendel und wilder Selleriewurzel. Unterstützen Sie diese Behandlung mit Vollbädern, wobei Sie in das Badewasser einen Absud von Fenchel schütten (eine Handvoll Blätter und Wurzeln für einen Liter Wasser), dessen Wirkung ein bemerkenswert befreiendes Gefühl hervorrufen wird.

☞ Der Extrakt des Z i t r o n e n - E i s e n k r a u t e s wird bei der Parfümherstellung als Fixiermittel verwendet. Sie können das Zitronen-Eisenkraut auch zur Geruchsverbesserung einer Salbe verwenden. Eine Handvoll Blüten und Blätter des Zitronen-Eisenkrautes mit 500 Gramm Schweineschmalz mischen, im Wasserbad 24 Stunden lang flüssig halten und dann filtern.

☞ Ein schlechter Mundgeruch ist ein Zeichen gefährdeter Gesundheit. Um dem entgegenzuwirken, trinken Sie regelmäßig in kleinen Tassen einen Kaltwasserauszug von 75 Gramm S ü ß h o l z w u r z e l n auf ein Glas Wasser.

☞ Lauwarme K o m p r e s s e n eines Absuds von Süßholz entspannen am Ende eines Tages das Gesicht.

☞ *Der Absud von* Lindensplint *eignet sich gut für Augenbäder bei geröteten oder empfindlichen Augen.*

☞ *Um die* Haut *zu entspannen oder sie von Unreinheiten und Mitessern zu befreien, führen Sie täglich drei oder vier Waschungen mit einem lauwarmen Absud aus Lindensplint durch.*

☞ *Zum Entspannen der durch eine Migräne oder durch Neuralgien verkrampften Gesichtszüge legen Sie auf die Stirn eine Kompresse, die Sie in einem sehr starken Absud aus* Eisenkraut *getränkt haben.*

☞ *Lauwarme Besprühungen mit einem Aufguß von* Wacholderbeeren *(einen Suppenlöffel für einen Liter Wasser) bekommen gereizter, fetter und Akne-Haut gut.*

☞ *Wiederholtes Massieren der Kopfhaut mit einem Kaltwasserauszug von Wacholderbeeren, Schafgarbe und Rosmarin (drei Fingerspitzen von jeder Pflanze auf einen Liter Wasser) ist ausgezeichnet gegen* Haarausfall.

☞ *Der folgende Absud kann Ihre Akne und auch Ihre Flechten beseitigen. Geben Sie drei Fingerspitzen* Schafgarbe *in einen halben Liter kochendes Wasser, lassen sie zehn Minuten ziehen, filtern sie dann und zukkern sie etwas. Trinken Sie drei Tassen täglich.*

☞ *Gegen den Kupferausschlag, gegen fette Haut mit erweiterten Poren verwenden Sie regelmäßig als Gesichts-*

wasser einen Absud von *Schafgarbe* und *Minze* (drei Fingerspitzen von jeder Pflanze).

☞ Jeden Morgen und Abend einen Aufguß aus einer Mischung von Quendel, Thymian, Minze und Erdbeeren trinken. Das hilft zum Beseitigen von *Mitessern*.

☞ Ein konzentrierter *Quendel-Absud* (eine Handvoll auf einen Liter Wasser bis zur Hälfte einkochen lassen) ist ein gutes Kräftigungsmittel für die Kopfhaut und verhindert den Haarausfall.

☞ Stärken Sie die Oberhaut Ihres *Gesichts* und Ihres *Halses* durch Kompressen eines Kaltwasserauszugs von Majoran, Erdbeere, Basilikum, Orangenknospen und Minze (fünf Fingerspitzen von jeder Pflanze für einen Liter Wasser). Damit vermeiden Sie auch die Bildung eines Doppelkinns.

☞ Trinken Sie jeden Abend einen Aufguß von Majoran, Thymian, Lavendel (eine Fingerspitze von jeder Pflanze in eine Schale mit kochendem Wasser), um die Spuren von *Nervosität* oder starker Müdigkeit in Ihrem Gesicht zum Verschwinden zu bringen.

☞ Die *Malvenblüte* ist besonders wirksam gegen die im Alter auftretenden braunen Hautflecken. Dank ihrer milden Wirkung ist sie vorteilhaft gegen das Austrocknen der Haut, bei Flechten und bei den von der Sonne verursachten Hautreizungen. In diesen Fällen verwendet man sie für einen Absud, und zwar zwei Fingerspitzen pro Tasse.

☞ Um den brennenden Schmerz bei allergischen Hautausschlägen zu lindern, tragen Sie lauwarme Kompressen aus einem Aufguß von Malven und Kamillen auf: zwei Fingerspitzen von jeder Pflanze.

☞ Um die Spannkraft Ihrer Haut zu erhöhen und um sie vor dem Verwelken zu bewahren, verwenden Sie folgendes Öl: In einem halben Liter reinem Olivenöl lassen Sie drei bis vier Tage lang eine Handvoll Basilikumblätter oder -blütenspitzen einweichen. Eine halbe Stunde nach dem Auftragen waschen Sie dann mit Orangenknospenwasser ab.

☞ Jeden Abend eine Mischung von Basilikum, Salbei, Orangenknospen und Kamille als Aufguß getrunken und als Lotion auf der Haut aufgetragen, läßt Sie am nächsten Tag mit einem frischen und entspannten Gesicht aufwachen.

☞ Zum Festigen des Hautgewebes, speziell der unteren Gesichtshälfte und des Halses, besprühen Sie sich mit einem kalten Aufguß von Minze (eine Handvoll für einen Liter Wasser). Zum Entspannen der durch Müdigkeit und Nervosität verhärteten Gesichtszüge legen Sie eine Kompresse auf und waschen dann Ihr Gesicht mit einem leichten Aufguß ab (fünf Blätter auf einen Liter Wasser).

☞ Der beruhigende und besänftigende Lindenaufguß ist ein treffliches Schönheitswasser. Bei regelmäßigem Gebrauch verfeinert er die Gesichtsfarbe, verringert die Sommersprossen und beseitigt die Unreinheit der Haut. In starker Konzentration verwendet man den Aufguß als lauwarme Kompresse für die entzündete Haut und als kalte Kompresse auf jeder Haut.

☞ Ein leichter Lindenaufguß, als Augenkompresse verwendet, läßt Ringe unter den Augen verschwinden.

☞ Zum Entspannen am Abend und zum Besänftigen Ihrer Haut am ganzen Körper nehmen Sie ein wohlduftendes Vollbad mit Lindenblüten.

☞ Menschen mit fetter Haut oder Mischhaut trinken am besten abwechselnd am Abend einen Aufguß von Anis, zwei Fingerspitzen pro Tasse, und am nächsten Tag folgende Zusammensetzung für eine Tasse: je eine Fingerspitze Linde, Orangenknospen und Rosmarin.

☞ Der Enzian ist besonders für die fette Haut zu empfehlen. Eine warme Kompresse aus Enzianextrakt zieht die Poren zusammen und ermöglicht das Bekämpfen von Mitessern.

☞ Ein Absud von Enzian belebt die erschlaffte Haut und reduziert bei Neigung zu starken roten Flecken den Blutandrang.

☞ *Mit einem Absud aus Heidekrautblüten vermögen Sie Sommersprossen zu bleichen, Flechten zu heilen und rote Flecken zum Abklingen zu bringen (fünf Fingerspitzen auf einen halben Liter weiches oder Regenwasser).*

☞ *Um die Haut zu entwässern und ihr wieder Spannkraft zu geben, massieren Sie sie jeden Abend mit folgendem Öl: Ein halber Liter reines Olivenöl, in welchem Sie fünf Fingerspitzen Heidekrautblüten 15 Tage lang einweichen. Dann filtern und luftdicht aufbewahren.*

☞ *Ein Kerbelaufguß (eine Handvoll auf einen Liter Wasser) eignet sich als ausgezeichnete Lotion dazu, die Haut geschmeidig zu machen und das Entstehen von Falten zu verzögern. Um fette Haut wieder auszugleichen, waschen Sie diese während einer längeren Zeit mit einem warmen Aufguß von Kerbel. Spülen und waschen Sie danach erneut mit einem kalten Aufguß.*

☞ *Empfindliche und trockene Haut pflegt man mit kalten Kompressen aus einem leichten Aufguß von jungen Brennesselpflanzen samt ihren Blättern (drei Fingerspitzen in eine Kaffeeschale kochendes Wasser).*

☞ *Um die Erneuerung der Hautzellen zu fördern und sich eine gesunde Haut zu erhalten, tragen Sie abends Thymiansalbe auf die gereinigte Haut auf. Die Salbe stellen Sie wie folgt her: Im Wasserbad zwei Stunden die gleiche Menge Thymian, Lavendel sowie Zitronenrinde und dazu deren doppelte Menge an Schweineschmalz er-*

hitzen. Danach filtern und im Kühlschrank in einem gut verschlossenen Topf aufbewahren.

☞ Ein sehr starker Aufguß von Thymian (eine Handvoll für einen Liter Wasser), als Kompresse aufgetragen, belebt die Blutzirkulation und vertreibt die Spuren von Müdigkeit aus Ihrem Gesicht.

☞ Zu einem Aufguß von Thymian und Eisenkraut (zwei Fingerspitzen Thymian, eine Fingerspitze Eisenkraut) ist denjenigen zu raten, die eine trockene oder ausgetrocknete Haut haben. Der Aufguß macht die Oberhaut wieder samtweich. Für die welke und schlaffe Haut verwenden Sie lieber folgende Mischung: Thymian, Lavendel und Rosmarin in jeweils gleicher Menge.

☞ Erhalten Sie sich dank regelmäßiger Kuren mit einem Aufguß aus Löwenzahnblättern (eine Handvoll auf einen Liter Wasser) eine zarte Haut und ein jugendliches Aussehen mit einer reinen Hautfarbe.

☞ Reinigen und festigen Sie zu gleicher Zeit Ihre Oberhaut durch Waschungen mit einem Absud aus Löwenzahnwurzeln (vier Suppenlöffel auf einen Liter Wasser).

☞ Im Frühjahr tragen Sie einmal in der Woche eine Maske wie folgt auf: ein Glas Löwenzahnsaft, ein Suppenlöffel mit frischer, dicker Sahne und ein Suppenlöffel Honig. Lassen Sie das Ganze durch leichtes Massieren in die Haut eindringen und dann etwas ruhen. Reinigen Sie danach Ihr Gesicht mit einem Aufguß aus Linde.

☞ Um die S o m m e r s p r o s s e n zu verringern, kochen Sie eine halbe Stunde eine kleine Handvoll Löwenzahn- blüten in einem Liter Wasser, filtern Sie dann und verwen- den Sie diesen Absud 14 Tage lang zum Waschen Ihres Gesichtes.

☞ Ein Saft aus Löwenzahnwurzeln kann gegen W a r - z e n recht wirksam sein.

☞ Der Aufguß von O r a n g e n b l ü t e n oder -blättern ist ein ausgezeichnetes Beruhigungsmittel für die Haut, die dadurch vortrefflich besänftigt wird (lauwarm zerstäu- ben, eine Handvoll für einen Liter Wasser).

☞ Ein 15 bis 20 Minuten langes Auflegen von O r a n - g e n s c h e i b e n ohne Schale auf das Gesicht beruhigt die Gesichtszüge, macht die Haut zart und glatt und ver- zögert das Auftauchen von Falten. Machen Sie es sich zur Gewohnheit, und tragen Sie nach dem Abschminken die ohne Schale zerdrückten Orangenscheiben auf das Ge- sicht, den Hals und die Schultern auf. Nach dem Trok- kenwerden mit Orangenblütenwasser abwaschen. Der Orangensaft ist ein gutes Reinigungsmittel.

☞ Und vergessen Sie nicht, viel O r a n g e n zu e s - s e n; das hilft Ihnen, sich Ihre Jugendlichkeit zu erhal- ten.

☞ Eine lauwarme Kompresse aus einem Aufguß von Olivenblättern bringt ein im Laufe einer schlechten Nacht geschwollenes Gesicht zum Abschwellen.

☞ Das Olivenöl hat als ein Mittel, das weich macht und leicht eindringt, seit der Antike vielfache Verwendung in der Schönheitspflege gefunden. Zum Beispiel empfiehlt man für eine verbrauchte Haut als besonders wirkungsvoll eine Mischung aus einem Eßlöffel Olivenöl und einem Eigelb. In gleicher Weise beruhigt man mit einer Mischung aus Eiweiß und Olivenöl leichte Brandwunden und erleichtert damit die Heilung. Zum Stärken der Fingernägel tauchten die Römerinnen ihre Finger in Olivenöl.

☞ Der Aufguß von Rosenblütenblättern stärkt und schützt die Haut gegen Angriffe von außen: zwei Fingerspitzen für eine Tasse mit kochendem Wasser, 10 bis 15 Minuten ziehen lassen. Verwenden Sie ihn zu lauwarmem Besprühen der Haut vor dem Auflegen kalter Kompressen.

☞ Das leicht zusammenziehende und erfrischende Rosenwasser verwendet man nach der Reinigungsmilch.

☞ Eine Handvoll Rosenblütenblätter, eingeweicht in einem halben Liter süßem Mandelöl, ergibt ein geeignetes Öl zur Bekämpfung der Augenfalten.

☞ Auf geschwollenen Augen erzielt ein kleiner Umschlag die beste Wirkung. Dazu werden Rosenblütenblätter in einen kleinen Baumwollbeutel gefüllt. Der Beutel wird in sehr heißes Wasser getaucht und dann auf die Augen gelegt.

☞ *Ratanhia* enthält Gerbstoff, den Farbstoff Ratanhiarot, Ratanhiagerbsäure. Es hat eine adstringierende Wirkung und eignet sich auch zur Behandlung unreiner Haut.

☞ *Reisöl* enthält rund 90 Prozent Gesamtfettsäure und Vitamin E. Da Reisöl sehr hautverträglich ist, wird es für die Herstellung von Präparaten für die empfindliche Haut benutzt.

☞ *Ringelblume* enthält Bitterstoffe, Apfelsäure, ätherisches Öl, Glykoside, Harz, Schleime, Calendulin, Provitamin A. Sie eignet sich als Hautschutz mit epithelisierender Wirkung für die rauhe und spröde Haut. Sie ist auch für überempfindliche Haut wirksam.

☞ *Schafgarbe* enthält ätherisches Öl, Azulen, Bitterstoffe, Harz, Eiweiß, Alkaloide, Gerbstoffe. Sie wird bei der Behandlung von Schuppen benutzt und wirkt tonisierend und adstringierend.

☞ *Rosenöl* enthält ätherisches Öl, Gerbstoffe, Phenyläthylalkohol, Farbstoffe. In hochwertigen Kosmetikpräparaten wirkt Rosenöl u. a. antiseptisch.

☞ *Schwarzwurzel* enthält Alantoin, Gerbstoffe, Glykosid, Schleim, Harz. In der Medizin wird Alantoin in Salben bei Schnitt- und Brandwunden, Abschürfungen und schwer heilenden Wunden eingesetzt. Es dient zur schnelleren Bildung eines gesunden Gewebes.

☞ *Augentrost* enthält ätherisches Öl, Glykosid, Harz, Gerb- und Bitterstoffe, Mineralsalze, fettes Öl. Als Zusatz zu Augenwässern und Lotionen wirkt es leicht adstringierend und entzündungshemmend.

☞ *Ackerschachtelhalm* enthält Bitterstoffe, Farbstoffe, Saponine, Kieselsäure, Mineralsalze. Er wirkt adstringierend und entzündungshemmend bei unreiner Haut und Kopfhaut, durchblutend (Bindegewebe), harntreibend.

☞ *Aloe* enthält Anthraglykoside und Harze. Sie wirkt entzündungshemmend und reizlindernd, hat eine epithelisierende Eigenschaft.

☞ *Getreidekeimöl* enthält zu 95 Prozent Gesamt-Fettsäuren. Das Unverseifbare enthält ca. 70 Prozent Stearin und den gesamten Vitamin-E-Komplex. Besonders wertvoll ist der Phosphatidgehalt. Es wird als Vitaminöl in kosmetischen Präparaten benutzt.

☞ *Eichenrinde* enthält Gerbstoffe, Gallussäure, Quercit, Kochsalz, Pektinstoffe. Sie hat adstringierende Eigenschaften.

☞ *Arnika* enthält ätherisches Öl, Bitterstoffe, Gerbstoffe, Farbstoffe, Arnizin, Arnidid. Arnikablüten haben *leicht adstringierende, entzündungshemmende, heilende, beruhigende, die Durchblutung fördernde Eigenschaften.*

☞ *Hopfen* enthält Lupolin, Humulon, Gerbstoffe, ätherisches Öl, Cholin, Wachs, Harz, Asparagin, Dextrose. Er verfügt über beruhigende und entzündungshemmende Eigenschaften in Präparaten.

☞ *Hamamelis* enthält Gerbstoff, Fett, Wachse, Harz, Gallussäure, ätherisches Öl. Sie wirkt entzündungshemmend und adstringierend und ist günstig bei spröder, empfindlicher, rissiger, aber auch unreiner Haut. Sie fördert die Epithelisation und Granulation durch Hamamelin.

☞ *Huflattich* enthält Gerb- und Bitterstoffe, Pflanzenschleim, Wein-, Apfel- und Phosphorsäure, Dextrin, Eiweiß, Mineralsalze, Schwefel, Vitamin C. Er wird als Extrakt und Auszug bei der Behandlung von Schuppen benutzt. Der Blättersaft hat eine entzündungshemmende Wirkung.

☞ *Kakaobutter* enthält Glyceride der Stearin-, Palmitin-, Linol- und Arachinsäure. Sie dient als wertvolles Überfettungsmittel in kosmetischen Präparaten.

☞ *Bienenharz* enthält 55 Prozent Harz und Balsam, 30 Prozent Wachsanteile, 10 Prozent ätherisches Öl, 5 Prozent Pollen, Aminosäuren, Vitamine, Enzyme und Spurenelemente. Neben den antiseptischen und antibakteriellen Eigenschaften wird die Wundheilung gefördert. Es ist auch für die Behandlung der unreinen Haut geeignet.

☞ *Molke* enthält Milchzucker, Eiweiß, Milchsalze, Lezithin, u.a. Vitamine A, C, B1, B2, B6, H. Sie wirkt bei der Behandlung von Ekzemen und bei der Wundheilung. Sie eignet sich als Badezusatz bei trockener, unreiner und empfindlicher Haut.

☞ *Avocado* enthält Glyceride der Öl- und Linolsäuren, Phytosterine, Lezithin und die Vitamine A, D und E. Sie wurde früher nur nach ihrem Vitamingehalt bemessen. Heute steht die weichmachende Wirkung auf verhärtetem und unelastischem Gewebe im Vordergrund. Gute Erfahrung bei der klinischen Behandlung von parasitären Hautschäden, Ekzemen.

☞ *Mandelöl* enthält Ölsäure, Linolsäure, Stearin- und Myristinsäure. Es gilt als klassisches Öl für gute Hautpflegepräparate und hat milde Eigenschaften.

☞ *Linde* enthält Gerbstoffe, Saponin, Flavonoide, ätherisches Öl, Glykoside, Phytosterin. Sie wirkt bei nervös-gereizter, unreiner Haut.

☞ *Leinsamen* enthält fettes Öl, Eiweiß, Lezithin, Glykoside, Stärke, Wasser, Schleim. Es mildert Hautreizungen. Es hat aber auch eine reizlos abführende, krampflösende, die Schleimhaut schützende Wirkung und ist ballaststoffreich.

☞ *Klette* enthält Inulin, Glukose, ätherisches Öl, Gerbstoffe, Harz, Mineralsalze, Rohprotein. *Sie wirkt bei der Behandlung trockener Kopfhaut-Seborrhoe, generell als Zusatz bei Haarpflegepräparaten.*

☞ *Weizenkeimöl* enthält Vitamin E, Provitamin A, essentielle Fettsäuren, Lezithin und Kephalin. *Es hat hervorragende hautpflegende Eigenschaften. Es wird deshalb in edlen Emulsionen verwendet.*

☞ *Walnuß* enthält Juglon, Gerbstoffe, Eiweiß, ätherisches Öl, Oxalsäure, Zitronensäure, Apfelsäure, Mineralsalze. *Sie hat adstringierende Eigenschaften. Als Extrakt, aber auch als fettes Öl wirkt sie gegen Haarausfall.*

☞ *Süßholz* enthält Glyzyrrhizin, Stärke, ätherisches Öl, Bitterstoff, Gerbstoff, Saponine. *Es hat eine beruhigende, heilende, entzündungshemmende, aber auch granulierende Wirkung. Es ist besonders in Präparaten für die unreine Haut enthalten.*

☞ *Steinklee* enthält Kumarin, ätherisches Öl, Harz, Gerbstoff, Mineralsalze, Melilotin. *Er hat entzündungshemmende, erweichende, zerteilende und stark durchblutende Eigenschaften.*

☞ Das kaltgepreßte Öl der *Sonnenblume* enthält 75 Prozent ungesättigte Fettsäuren. *Als natürliches, an essentiellen Fettsäuren reiches Öl wirkt es in kosmetischen Präparaten.*

Stichwortverzeichnis